S.

Prévention des infections liées au cathétérisme veineux central

Sandrine Havet

Prévention des infections liées au cathétérisme veineux central

Mécanismes de colonisation, facteurs de risque et prévention

Presses Académiques Francophones

Impressum / Mentions légales

Bibliografische Information der Deutschen Nationalbibliothek: Die Deutsche Nationalbibliothek verzeichnet diese Publikation in der Deutschen Nationalbibliografie; detaillierte bibliografische Daten sind im Internet über http://dnb.d-nb.de abrufbar.
Alle in diesem Buch genannten Marken und Produktnamen unterliegen warenzeichen-, marken- oder patentrechtlichem Schutz bzw. sind Warenzeichen oder eingetragene Warenzeichen der jeweiligen Inhaber. Die Wiedergabe von Marken, Produktnamen, Gebrauchsnamen, Handelsnamen, Warenbezeichnungen u.s.w. in diesem Werk berechtigt auch ohne besondere Kennzeichnung nicht zu der Annahme, dass solche Namen im Sinne der Warenzeichen- und Markenschutzgesetzgebung als frei zu betrachten wären und daher von jedermann benutzt werden dürften.

Information bibliographique publiée par la Deutsche Nationalbibliothek: La Deutsche Nationalbibliothek inscrit cette publication à la Deutsche Nationalbibliografie; des données bibliographiques détaillées sont disponibles sur internet à l'adresse http://dnb.d-nb.de.
Toutes marques et noms de produits mentionnés dans ce livre demeurent sous la protection des marques, des marques déposées et des brevets, et sont des marques ou des marques déposées de leurs détenteurs respectifs. L'utilisation des marques, noms de produits, noms communs, noms commerciaux, descriptions de produits, etc, même sans qu'ils soient mentionnés de façon particulière dans ce livre ne signifie en aucune façon que ces noms peuvent être utilisés sans restriction à l'égard de la législation pour la protection des marques et des marques déposées et pourraient donc être utilisés par quiconque.

Coverbild / Photo de couverture: www.ingimage.com

Verlag / Editeur:
Presses Académiques Francophones
ist ein Imprint der / est une marque déposée de
AV Akademikerverlag GmbH & Co. KG
Heinrich-Böcking-Str. 6-8, 66121 Saarbrücken, Deutschland / Allemagne
Email: info@presses-academiques.com

Herstellung: siehe letzte Seite /
Impression: voir la dernière page
ISBN: 978-3-8381-7880-6

INTRODUCTION

La mise en place des cathéters veineux centraux fait partie aujourd'hui des procédures habituelles et essentielles dans la prise en charge des patients de réanimation. Les cathéters veineux centraux permettent l'administration de médicaments, de solutés de remplissage et de nutrition parentérale.

Les infections sur cathéter, qu'ils s'agissent d'infections locales ou de bactériémies, en sont les complications les plus fréquentes et les plus graves. Troisième cause d'infections nosocomiales en réanimation, ces infections concernent 5 à 10% des cathéters veineux centraux.

Elles sont trop souvent perçues comme un tribut inexorable à la prise en charge de patients dont la complexité ne cesse de croître, mais cette vision « permissive » ne résiste pas à l'analyse rigoureuse des pratiques, car une majorité d'entre elles sont évitables. La prévention des infections liées au cathétérisme veineux central constitue donc un enjeu fondamental de la prise en charge des malades porteurs d'un cathéter veineux central, en particulier en réanimation et en onco-hématologie.

Le rôle du cathétérisme veineux central ainsi que les moyens pour le réaliser (type de dispositifs médicaux, techniques de pose, matériaux utilisés) seront tout d'abord exposés. Ce cathétérisme veineux central peut provoquer des infections dues notamment à la contamination des cathéters. Celle-ci peut se faire selon différentes voies (cutanée, endo-luminale ou hématogène) et de nombreux facteurs de risques peuvent jouer un rôle dans la survenue de ces infections. Ces infections nécessitent d'établir un diagnostic clinique et microbiologique et de mettre en place un éventuel traitement.

Il est également nécessaire de préciser les recommandations relatives à la prévention des infections lors de la pose, mais également lors de l'utilisation du cathéter. Enfin, il est intéressant de se pencher plus particulièrement sur l'apport des cathéters imprégnés d'agents anti-microbiens dans la prévention de ces infections liées aux cathéters veineux centraux.

1 Le cathétérisme veineux central [4,16,47]

Le cathétérisme veineux consiste en l'introduction dans le système veineux, par voie transcutanée ou par abord chirurgical, d'un cathéter court ou long, mono ou multi-lumière(s).

Le cathétérisme veineux intéresse :
- soit les veines superficielles : c'est le cathétérisme veineux périphérique,
- soit les troncs veineux profonds : c'est le cathétérisme veineux central.

1.1 Définition

Le cathétérisme veineux central consiste en l'introduction dans le système veineux d'un cathéter long. L'extrémité distale de ce cathéter atteint la veine cave supérieure.

Il est possible de réaliser un cathétérisme profond avec pour point de départ une veine superficielle basilique, plus rarement céphalique. L'abord veineux central est un acte médical qui requiert une asepsie rigoureuse.

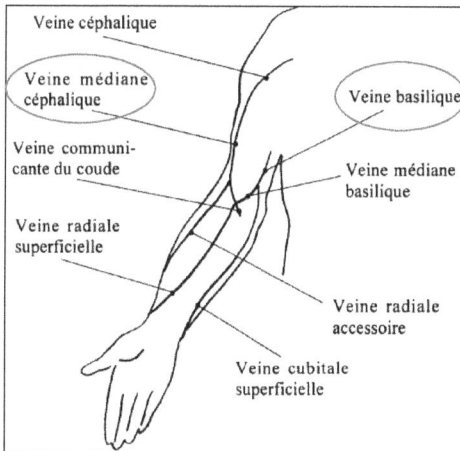

Figure 1 : Veines superficielles de la face antérieure du membre supérieur [4]

1.2 Indications

Le cathétérisme veineux central est utilisé en cas de :

- altération du capital veineux périphérique,

- administration intra-veineuse de produits agressifs pour les veines (chimiothérapie, nutrition parentérale),

- administration de solutés hypertoniques, d'antibiotiques, d'antiviraux, d'antalgiques…,

- chimiothérapie lourde ou itérative,

- transfusion importante de sang ou de dérivés sanguins,

- alimentation parentérale de longue durée,

- mesure de la pression veineuse centrale, de la pression de l'artère pulmonaire… .

1.3 Contre-indications

Ce sont :

- évaluation d'un mauvais rapport entre les bénéfices attendus et les risques encourus,

- infection, lésions cutanées au niveau du point de ponction,

- trouble de l'hémostase,

- thrombose du réseau veineux profond.

1.4 Dispositifs médicaux utilisés pour le cathétérisme

1.4.1 Les cathéters longs

Les cathéters sont dits longs lorsque leur longueur est supérieure à 80 mm. L'extrémité distale du cathéter est ouverte et son extrémité proximale est munie d'un raccord verrouillable de type luer-lock pour éviter les débranchements.

Tous les cathéters sont stériles et stérilisés à l'oxyde d'éthylène. Ils sont à usage unique et présentés dans des plateaux stériles.

Ils sont tous radio-opaques afin de permettre le contrôle de leur situation après la pose. Le cathéter central doit être suturé à la peau de façon à être solidement fixé.

1.4.1.1 Le cathéter veineux central mono et multi-lumières

Le cathéter mono-lumière ne dispose que d'un seul site de perfusion. Le cathéter multi-lumières permet l'administration simultanée de plusieurs médicaments car il est constitué de plusieurs voies sur un seul site de perfusion.

Ces cathéters sont en principe en polyuréthanne.

1.4.1.2 Le cathéter à manchon

Ce cathéter est en silicone ou en polyuréthanne. Il présente, au niveau de la partie tunnelisable, un manchon de dacron de quelques millimètres de long. Il est mis en place selon la technique de Seldinger.

Au niveau du point de ponction, une cavité qui recevra le manchon est créée. Une des extrémités du cathéter est tunnelisée [La tunnelisation consiste à faire parcourir un trajet sous-cutané au cathéter afin de l'éloigner du point de ponction veineux et ainsi limiter les risques d'infections], et l'autre est introduite dans la veine. Les incisions cutanées sont suturées. Au bout de quelques jours, le dacron va être envahi par des cellules du tissu sous cutané. Le manchon va ainsi servir de barrière bactériologique entre la veine et la peau.

Le cathéter à manchon est indiqué lorsque son utilisation est prévue pour une longue période (chimiothérapie). Il est une alternative à la chambre implantable équipée d'un cathéter.

1.4.1.3 Le cathéter dit de Swan Ganz

C'est un cathéter qui va être monté à l'intérieur d'un désilet de gros calibre afin de pouvoir évaluer les pressions dans les cavités cardiaques droites.

En effet, pour la mise en place de ce type de cathéter, le dilatateur simple est remplacé par un modèle composé d'un dilatateur entouré d'une gaine externe, rigide et de grand diamètre (7-7,5-8 French-Gauge), disposant en général, d'une valve anti-reflux. Le plus ancien est le Désilet®. Le cathéter sera introduit par la gaine qui peut, suivant le cas, être laissée en place ou enlevée. *[La French gauge correspond à une valeur fixe qui est un tiers de millimètre. Un diamètre de 7F (French gauge) correspond donc à 2,1 mm].*

Ce cathéter va également permettre de mesurer le débit cardiaque et de calculer les résistances périphériques et pulmonaires ainsi que d'autres paramètres hémodynamiques.

1.4.1.4 Le cathéter à site implantable : la chambre implantable

Le cathéter à site implantable est une alternative à l'utilisation du cathéter veineux central à émergence cutanée. C'est un dispositif sous-cutané stérile qui permet des accès répétés au système vasculaire veineux à l'aide d'une simple piqûre.

Il se compose de deux parties :
- un cathéter en silicone ou en polyuréthanne dont l'extrémité libre est placée dans une veine centrale, à la jonction de l'oreillette droite,
- une chambre d'injection (boîtier de petit volume) qui est implantée dans les tissus sous-cutanés du patient.

Ce boîtier, généralement en résine (type résine époxy) ou en titane, présente au niveau de sa partie supérieure une membrane en silicone : le septum. Le titane est un métal non magnétique qui est compatible avec la pratique de l'imagerie par résonance magnétique (IRM).

Une bague de fixation permet le raccordement entre le cathéter et le boîtier. L'ensemble du dispositif est radio-opaque.

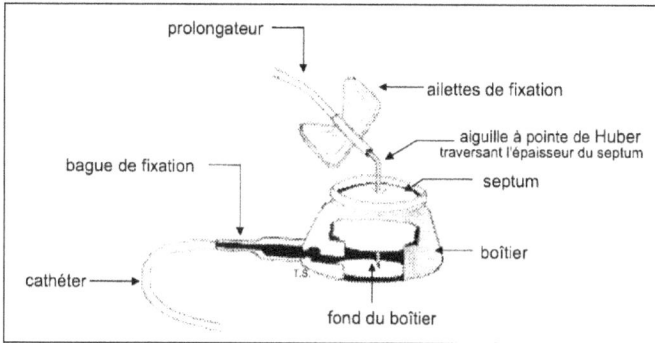

Figure 2 : Schéma d'une chambre implantable [16]

La chambre implantable présente à sa face supérieure une membrane de 4 à 5 mm d'épaisseur en élastomère de silicone. L'élasticité et la grande résistance de cette membrane lui permettent d'être ponctionnée environ 1000 fois, à condition d'utiliser des aiguilles à biseau latéral « dites à pointe de Huber ».

Cette aiguille est indispensable afin de prévenir le risque de « carottage » de la membrane. Les aiguilles à pointe de Huber avec prolongateur pré-monté sont utilisées pour une durée de minimum de 24 heures et inférieure ou égale à 7 jours.

1.4.2 Les introducteurs de cathéters

Les introducteurs de cathéters sont des dispositifs qui servent à la mise en place des cathéters longs dans le système vasculaire central. Il existe différents types d'introducteurs selon la méthode utilisée.

1.4.2.1 Les aiguilles creuses

Une aiguille creuse de large calibre ponctionne la veine. Le cathéter sera glissé au travers de cette aiguille dans la veine. Puis, l'aiguille est retirée (ou fixée à l'extrémité du cathéter). Cette technique n'est presque plus utilisée actuellement.

1.4.2.2 Les introducteurs pour méthode de Seldinger

Le choix du diamètre de l'introducteur est fonction de la veine à cathétériser et du diamètre du cathéter à introduire.

Cette méthode consiste à ponctionner le vaisseau à l'aide de l'aiguille, puis le guide est introduit dans la lumière de cette dernière. L'aiguille est ensuite retirée et le cathéter est enfilé sur le guide métallique. Lorsque le cathéter est en place, le guide métallique est retiré.

1.4.2.3 Les introducteurs pour méthode Désilet-Hoffmann

Ces introducteurs comportent les éléments suivants :
- aiguille et guide métallique,
- un dilatateur de veine destiné à élargir l'accès veineux pour permettre le passage du cathéter,
- une canule d'introduction de dix centimètres environ.

Cette technique peut être résumée de la façon suivante :

➢ Le vaisseau est ponctionné à l'aide de l'aiguille puis le guide métallique est introduit.
➢ Le dilatateur de veine et la canule (qui restera en place) sont introduits sur le guide en exerçant un léger mouvement de rotation après avoir incisé la peau pour faciliter son passage.
➢ Le dilatateur est ensuite retiré.
➢ Enfin, le cathéter est introduit dans la lumière de la canule.

1.5 Les sites de pose d'une voie veineuse centrale

Différents sites peuvent être utilisés pour la pose d'une voie veineuse centrale.

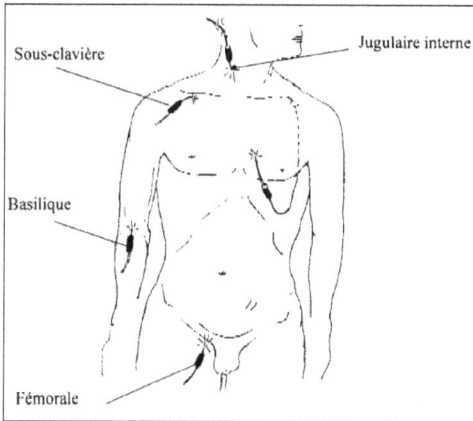

Figure 3 : Abords veineux centraux [4]

1.5.1 Abord veineux au pli du coude

Les cathéters peuvent être introduits soit par la veine basilique, soit par la veine céphalique. La première a pour inconvénient d'avoir une valvule à sa jonction avec la veine sous-clavière ce qui empêche le cathéter de progresser. De plus, la mise en place de cathéter dans ces deux veines provoque des troubles inflammatoires.

1.5.2 Abord sous-clavier

C'est sans doute la voie d'abord la plus confortable pour le patient, mais les complications immédiates sont plus fréquentes que pour les autres sites. Les risques de blessures d'organes (plèvre, artère sous-clavière) sont relativement importants lors de la ponction.

1.5.3 Abord veineux jugulaire interne

L'abord préférentiel est la jugulaire droite. Cet abord est un des plus fréquemment employé. Le patient est dans une position plus inconfortable qu'avec l'abord sous-clavier.

Cet abord présente les mêmes risques de blessure que l'abord précédent.

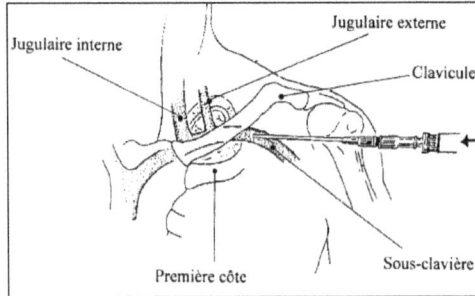

Figure 4 : Veines jugulaires interne et externe, veine sous-clavière [4]

1.5.4 Abord veineux axillaire

Cet abord est peu employé.

1.5.5 Abord veineux fémoral

Cet abord est le premier utilisé dans les situations d'urgence, cependant il présente un risque infectieux non négligeable en raison des organes de voisinage.

1.6 Les différentes techniques de pose d'un cathéter long

1.6.1 Technique de Seldinger

Tous les cathéters sont munis d'un guide dont la particularité est d'être pourvu d'une extrémité molle et flexible afin de ne pas traumatiser la paroi interne de la veine. La longueur du guide est en principe égale à trois fois celle du cathéter.

Tout le nécessaire pour la pose d'un cathéter est regroupé dans un même plateau. Ils sont composés :

- d'une seringue montée d'une aiguille pour assurer le repérage de la veine et sa ponction ;
- d'un dilatateur de vaisseaux ;
- d'un clamp monté sur le cathéter (côté perfusion) ;
- d'un système de verrouillage luer-lock ;
- d'un dispositif constitué de deux ailettes afin de permettre la fixation à la peau.

La mise en place se fait en cinq temps :

➢ Ponction de la veine choisie avec une aiguille de faible calibre.

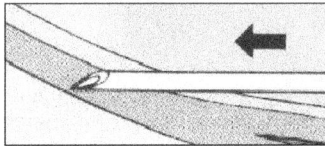

Figure 5 : 1ère étape de la technique de Seldinger [5]

➢ Introduction d'un guide métallique souple (dont l'embout mousse est parfois recourbé pour ne pas léser l'endoveine) dans la veine à travers l'aiguille. Ce guide doit être descendu sans rencontrer de résistance, et ne doit pas provoquer de douleur chez le patient.

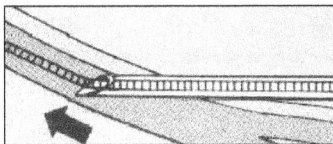

Figure 6 : 2ème étape de la technique de Seldinger [5]

> L'aiguille est retirée en laissant le guide en place. Une compression doit être exercée (avec un doigt) lorsqu'une artère est ponctionnée. Un dilatateur est parfois introduit à la place de l'aiguille (souvent à l'aide d'une petite contre-incision au bistouri) pour dilater le passage selon le diamètre du cathéter à introduire.

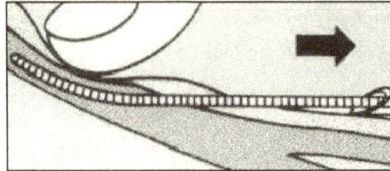

Figure 7 : 3ième étape de la technique de Seldinger [5]

> Le cathéter est introduit en l'enfilant sur le guide métallique.

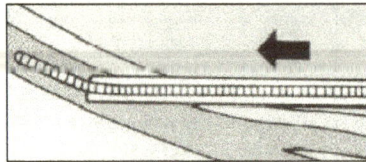

Figure 8 : 4ième étape de la technique de Seldinger [5]

> Le guide est retiré et la perfusion est reliée au cathéter. Un essai de reflux de sang est réalisé pour vérifier que le cathéter est bien en place. Il est fixé par un fil à la peau, puis un pansement est mis en place pour protéger l'orifice d'entrée du cathéter.

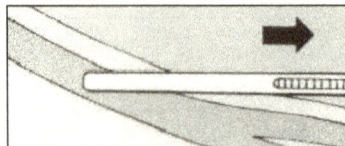

Figure 9 : Dernière étape de la technique de Seldinger [5]

1.6.2 Tunnelisation

Pour éviter qu'une éventuelle infection au niveau du point de ponction puisse se propager jusqu'à la veine ou pour favoriser le confort du patient, l'opérateur peut faire sortir le cathéter à distance du point de ponction.

Ainsi, à partir d'une contre-incision, une aiguille à bout mousse d'un diamètre au moins égal à celui du cathéter est introduite. Elle va ressortir au niveau du point de ponction. Le cathéter est amené, quand à lui, à ressortir au niveau de la contre incision. Les deux orifices sont refermés à l'aide d'un fil et protégés par des pansements.

1.6.3 La dénudation

A la place de faire une perforation de la peau avec une aiguille, on peut :
➢ Faire une incision cutanée,
➢ Repérer la veine ou l'artère à cathétériser,
➢ Faire une petite incision sur le vaisseau par où l'on fera pénétrer le cathéter.

Cette technique nécessite de lier le vaisseau avec du fil résorbable. Ainsi, après l'ablation du cathéter, le vaisseau sera définitivement inutilisable. De plus, le risque infectieux est très important.

1.6.4 Utilisation d'un dilatateur avec un manchon protecteur

Pour les mesures de pression dans l'artère pulmonaire, on peut être amené à déplacer le cathéter. Pour éviter les fautes d'asepsie au cours de ces manœuvres, on fixe, lors de la mise en place du cathéter, un manchon souple transparent plié en accordéon, d'une part à l'extrémité du dilatateur à gaine et d'autre part presque à l'extrémité distale du cathéter. Ainsi, à distance de la mise en place, si l'on déplace le cathéter, la partie qui pénètre dans le dilatateur est toujours stérile.

1.7 Matériaux constituant les cathéters veineux centraux : les polymères [66]

Le mot polymère vient du grec « polus » plusieurs et « meros » parties.

Un polymère est une substance organique ou inorganique, liquide ou solide à température ambiante, constituée d'enchaînements en motifs répétés de macromolécules de même nature chimique et reliées par des liaisons covalentes.

Un polymère peut être d'origine naturelle, ou obtenu par modification chimique d'un polymère naturel, ou bien entièrement synthétisé par voie chimique ou enzymatique par une réaction de polymérisation. Ces réactions de polymérisation, établissant des liaisons covalentes entre les petites molécules monomères, conduisent à la formation de macromolécules ayant une structure tridimensionnelle.

Les polymères sont souvent classés d'après leurs propriétés thermomécaniques. Citons notamment :
- Les thermoplastiques, qui deviennent malléables quand ils sont chauffés ;
- Les thermodurcissables, qui durcissent sous l'action de la chaleur ou par addition d'un additif ;
- Les élastomères, qui sont déformables de manière réversible.

1.7.1 Structure des polymères

1.7.1.1 Structure primaire

Les macromolécules constituant les polymères sont des molécules « géantes », résultant de l'enchaînement covalent de « motifs de répétition » identiques ou différents les uns des autres. La masse molaire de ces molécules dépasse souvent 10 000 g/mol.

Les liaisons covalentes constituant le squelette macromoléculaire sont le plus souvent des liaisons carbone-carbone (cas du polyéthylène, du polypropylène…) mais peuvent également résulter de la liaison d'atomes de carbone avec d'autres atomes, notamment l'oxygène (cas des polyéthers et des polyesters) ou l'azote (cas des polyamides). Il existe également des polymères pour lesquels l'enchaînement résulte de liaisons ne comportant pas d'atomes de carbone (polysilanes, polysiloxanes…).

Cet enchaînement de motifs répétés présente, chez les polymères les plus simples, une structure linéaire. On peut également rencontrer des branches latérales (elles-mêmes plus ou moins branchées), résultant soit d'une réaction chimique parasite au cours de la synthèse du polymère (par exemple, dans le cas du polyéthylène basse densité ou P.E.B.D.), soit d'une réaction de greffage pratiquée volontairement sur le polymère pour en modifier les propriétés physico-chimiques.

On parle d'homopolymères lorsque l'on a répétition d'un seul motif et on parle de copolymères lorsque plusieurs motifs différents sont répétés.

1.7.1.2 Structure bi- ou tridimensionnelles

Il existe parfois des liaisons covalentes vers d'autres morceaux de chaînes polymères. On parle alors de molécules « branchées » ou ramifiées.

Lorsque de nombreuses chaînes ou chaînons ont été réunis par un certain nombre de liaisons covalentes (les points de branchement sont appelés points ou nœuds de réticulation), elles ne forment plus qu'une macromolécule gigantesque, on parle alors de réseau réticulé.

1.7.2 Exemple de différents polymères

1.7.2.1 Le polyuréthanne (P.U.R.)

Un polyuréthane (ou polyuréthanne) est un polymère d'uréthane. On appelle uréthane, ou plus couramment « carbamate », tout composé produit par la réaction d'un isocyanate (R-N=C=O) et d'un alcool.

Ce matériau est employé sous différentes formes dans de nombreux domaines :

- Mousses flexibles (en ameublement : assises des sièges et canapés) et mousses rigides (panneaux d'isolation) ;
- Colles pour assembler le bois ;
- Préservatifs, gants chirurgicaux : le polyuréthanne provoque moins d'allergie que le latex.

Ce matériau présente les caractéristiques suivantes :
- grande diversité de types et de grades,
- bonne glisse dans l'endoveine,
- excellentes propriétés mécaniques,
- bonne biocompatibilité, ainsi qu'une bonne hémocompatibilité.

<u>Durée d'utilisation</u> : moyenne à longue.

1.7.2.2 Le polyamide (P.A.)

Cette appellation regroupe tous les polymères contenant des groupements « amide » N-H-C-O. Ce groupement amide résulte de la réaction d'un acide et d'une amine.

Ce sont des polymères le plus généralement à structure semi-cristalline, ils comportent donc une phase amorphe et une phase cristalline. L'inconvénient principal de tous les polyamides est l'hydrophilie importante du groupement « amide » qui entraîne une absorption d'eau par le matériau.

Ce matériau présente les caractéristiques suivantes :
- bonnes propriétés mécaniques,
- bonne inertie chimique.

1.7.2.3 Le polycarbonate (P.C.)

Le polycarbonate est un polymère issu de la polycondensation du bisphénol A avec un carbonate et du phosgène, ou par trans-estérification.

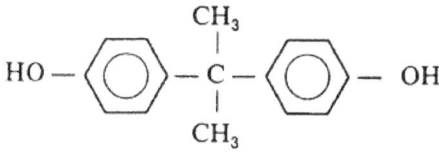

Figure 10 : Formule du bisphénol A [66]

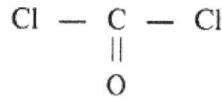

Figure 11 : Formule du phosgène [66]

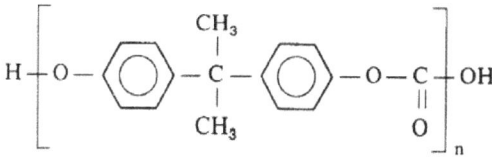

Figure 12 : Structure d'un polycarbonate [66]

Ce matériau présente les caractéristiques suivantes :

- transparence,
- bonne résistance mécanique,
- bonne résistance chimique.

1.7.2.4 Le polychlorure de vinyle (P.V.C.)

Le P.V.C. est un polymère thermoplastique, de formule $-(CH_2-CHCl)_n-$, obtenu par la polymérisation de monomères de chlorure de vinyle ($CH_2=CHCl$).

Le P.V.C. présente les propriétés suivantes :

- transparent et résistant,
- matériau très souple à très rigide,
- biocompatibilité moyenne.

Durée d'utilisation : courte.

1.7.2.5 Le polyéthylène (P.E.)

Le polyéthylène est un des polymères les plus simples et les moins chers. C'est un plastique inerte. Il est obtenu par polymérisation des monomères d'éthylène ($CH_2=CH_2$) en une structure complexe de formule : $-(CH_2-CH_2)_n-$

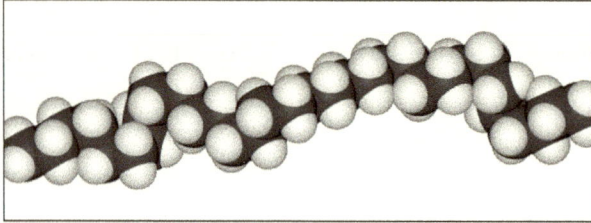

Figure 13 : Structure tridimensionnelle du polyéthylène [91]

Les polyéthylènes sont classés en fonction de leur densité qui dépend du nombre et de la longueur des ramifications présentes dans le matériau.

Le polyéthylène est translucide, inerte, facile à manier et résistant au froid.

Il existe deux familles principales de polyéthylènes :
- le P.E.B.D. : le polyéthylène à basse densité
- le P.E.H.D. : le polyéthylène à haute densité

Le P.E.B.D. est plus ramifié que le P.E.H.D., ce qui signifie que les chaînes ne s'assemblent pas bien entre elles. Les forces intermoléculaires sont donc plus faibles. Il en résulte une plus faible densité, une plus grande malléabilité et une biodégradation plus rapide. Le P.E.H.D., quant à lui, est plus résistant.

Le polyéthylène est le plastique le plus employé, il entre dans la composition des sacs plastiques. Le P.E.B.D. est retrouvé dans des produits souples : films, sachets, récipients souples…. . Alors que le P.E.H.D. est utilisé pour la fabrication de flacons, bouteilles…. .

Les caractéristiques générales des polyéthylènes se résument de la façon suivante :
- P.E.B.D. est plus souple et plus transparent que le P.E.H.D,
- grande inertie au contact des solutés et des médicaments,
- bonne biocompatibilité,
- garde en mémoire la plicature.

Durée d'utilisation : courte à moyenne.

1.7.2.6 Le polypropylène (P.P.)

Le polypropylène, de formule chimique -$(CH_2\text{-}CH\text{-}CH_3)_n$- est un polymère obtenu par la polymérisation des monomères de propylène ($CH=CH\text{-}CH_3$).

Ce matériau entre dans la composition des équipements automobiles (pare-chocs, tableaux de bord…) et on l'utilise pour les emballages alimentaires pour sa résistance à la graisse, sa transparence et son aspect brillant.

Ses propriétés sont les suivantes :
- matériau assez rigide (meilleure tenue mécanique que les P.E.),
- bonne inertie au contact des solutés et des médicaments.

Durée d'utilisation : courte à moyenne.

1.7.2.7 Le téflon

Le polytétrafluoroéthylène (P.T.F.E.), couramment appelé téflon, est un polymère thermoplastique de tétrafluoroéthylène.

Ce polymère fluoré est un matériau doux, facilement déformable, semi-cristallin, semi-opaque et blanc. Il présente une remarquable résistance à la plupart des produits chimiques.

Il est utilisé dans diverses applications : comme anti-adhésif, vestimentaire (Gore-Tex®), dans des prothèses, dans certains bijoux… .

Ses principales caractéristiques sont

- matériau rigide,

- très grande inertie chimique,

- bonne glisse dans l'endoveine.

1.7.2.8 Les silicones

Les silicones, ou polysiloxanes, sont des polymères formés d'une chaîne silicium-oxygène (...-Si-O-Si-O-Si-O-...). Des groupes viennent se fixer sur les atomes de silicium.

En faisant varier la longueur des chaînes -Si-O-, les groupes fixés et les liaisons entre chaînes, les silicones fournissent une grande variété de matériaux. Leur consistance va du liquide au plastique dur, en passant par le gel et la gomme. Les silicones sont présents dans diverses produits comme les mastics, les colles, les joints, les cosmétiques, les gaines de câbles électriques... .

Le silicone est utilisé pour ses propriétés :

- élastique, souple,

- excellente stabilité thermique et au vieillissement,

- excellente biocompatibilité et biostabilité,

- très grande inertie chimique (sauf aux huiles).

Durée d'utilisation : longue.

2 Infections liées aux cathéters veineux centraux

Les infections liées aux cathéters veineux centraux peuvent être définies par différents termes.

2.1 Description

2.1.1 Infection liée au cathéter

L'infection liée au cathéter veineux central est définie par la présence de micro-organismes à la surface interne et/ou externe du cathéter veineux central responsable d'une infection locale et/ou générale [34].

2.1.2 Contamination

La contamination correspond à la présence d'agents infectieux sur le cathéter in vivo, mais la faible densité de l'inoculum est non pathogène [83].

2.1.3 Colonisation

Le terme de colonisation est employé lorsque la puissance de l'inoculum atteint ou dépasse le seuil de pathogénicité [83].

2.1.4 Infection nosocomiale

Une infection est dite nosocomiale si elle apparaît au cours ou à la suite d'une hospitalisation et si elle était absente à l'admission à l'hôpital. Ce critère est applicable à toute infection.

Lorsque la situation précise à l'admission n'est pas connue, un délai d'au moins 48 heures après l'admission (ou un délai supérieur à la période d'incubation lorsque celle-ci est connue) est communément accepté pour distinguer une infection d'acquisition nosocomiale d'une infection communautaire. Toutefois, il est recommandé d'apprécier, dans chaque cas douteux, la plausibilité du lien causal entre hospitalisation et infection.

Pour les infections du site opératoire, on considère comme nosocomiales les infections survenues dans les 30 jours suivant l'intervention, ou, s'il y a mise en place d'une prothèse ou d'un implant, dans l'année qui suit l'intervention [58].

Les infections nosocomiales concernent 5 à 15% des patients hospitalisés et sont responsables de complications chez 25 à 35% des malades en réanimation.

Les infections liées aux cathéters constituent la troisième cause d'infection nosocomiale en réanimation, après les infections urinaires et les pneumopathies.

2.2 Germes responsables des infections

Au cours des infections liées aux cathéters, les cocci à Gram positif, en particulier les staphylocoques, prédominent sur les bactéries à Gram négatif [26].

Parmi les bactéries à Gram positif, les staphylocoques à coagulase négative sont aujourd'hui plus fréquemment en cause que les staphylocoques dorés. Néanmoins, ce sont les staphylocoques dorés (*Staphylococcus aureus*) qui restent responsables des infections les plus sévères [36,62].

Les levures sont de plus en plus fréquemment en cause, surtout chez les immunodéprimés [1]. On retrouve en majorité les *Candida spp.* (albicans, mais aussi tropicalis, krusei, glabrata…), plus rarement *Malassezia furfur* (levure proliférant lors de la nutrition parentérale avec lipides).

Depuis quelques années, des bactéries à Gram négatif sont isolées plus fréquemment : *Pseudomonas sp.* , *Klebsiella sp.* et *Enterobacter spp.* sont les plus représentées [8].

E.coli est rarement en cause et est responsable d'infections peu sévères.

Les infections liées aux cathéters sont volontiers polymicrobiennes.

2.3 Mécanisme

2.3.1 Voies de contamination [33-34]

2.3.1.1 Voie cutanée

La contamination du cathéter veineux central par voie cutanée est la plus fréquente. Cette contamination extra-luminale survient lors de la pose ou lors de la colonisation secondaire du site d'insertion. En effet, lors de la rupture de la barrière naturelle, les germes de la flore cutanée migrent le long de la surface externe du cathéter à partir de son émergence cutanée.

2.3.1.2 Voie endo-luminale

La contamination endo-luminale des cathéters veineux centraux peut-être due aux manipulations septiques des raccords et exceptionnellement à la contamination d'un liquide de perfusion.

2.3.1.3 Voie hématogène

La contamination par voie hématogène est la plus rare. Elle peut survenir à partir d'un foyer infectieux à distance.

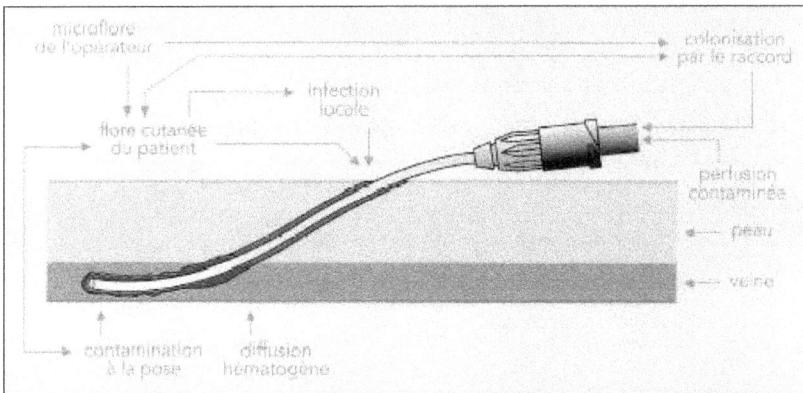

Figure 14 : Les différentes voies de contaminations des cathéters [46]

2.3.2 Mécanismes de la colonisation

2.3.2.1 Interactions hôte-cathéter-micro-organisme

Le premier contact entre le sang et le cathéter provoque l'adsorption de protéines plasmatiques à la surface du cathéter. Ces protéines sont principalement de l'albumine et des adhésines. D'un côté, l'albumine bloque l'adhésion des plaquettes et des leucocytes, et de l'autre, les adhésines favorisent cette adhésion. Un réseau constitué d'agrégats fibrino-plaquettaires est colonisé progressivement par des leucocytes et du collagène et s'organise en manchon autour du cathéter. Des protéines plasmatiques et plaquettaires (fibrine, fibrinogène, fibronectine, vitronectine, laminine, thrombospondine, collagène) favorisent l'adhérence bactérienne [34].

Les mécanismes d'adhésion spécifiques des bactéries aux protéines de l'agrégat sont partiellement connus, multiples et différents d'une bactérie à l'autre.

En effet, certaines souches bactériennes, notamment les staphylocoques à coagulase négative (*Staphylococcus epidermidis*), produisent une substance extra-cellulaire, hydrosoluble appelée « glycocalyx » ou « slime ». Cette substance est composée de monosaccharides neutres (glucose, galactose, acide glycuronique) et de bactéries.

Le « slime » possède différentes actions [16] :
⇨ Il augmente et active l'adhérence de ces bactéries sur le dispositif de cathétérisme.
⇨ Il agit localement sur les cellules immunitaires en diminuant leur rôle de défense (phagocytose).
⇨ Il interagit avec le manchon fibrineux, pour former rapidement au niveau du cathéter un biofilm adhérent, qui englobe et protège les bactéries.
⇨ Il a un rôle pathogène discuté.

Des facteurs peuvent influencer l'adhésion bactérienne. Ils sont de trois types [9] :

• Facteurs bactériens spécifiques :
Particularités anatomiques (existence de flagelles ou de pili) ou physiologiques (possibilité de synthétiser des exopolymères, notamment avec *Pseudomonas aeruginosa*) ; caractéristiques de la membrane (charge électrique globale, hydrophobicité) ; concentration bactérienne… .

- Facteurs liés au support :

Nature du matériau (métallique, plastique…), taille, caractéristiques de sa surface (rugosité, altérations superficielles, hydrophobicité, pH, possibilités d'oxydation ou de relargage de particules…).

- Facteurs liés à l'environnement :

Vitesse d'écoulement du fluide (air, eau…) ; nature et concentration des substrats présents (oxygène, eau, Ca^{++}, carbone organique, nutriments…) ; pH ; température ; présence éventuelle d'antiseptiques ou d'antibiotiques ; antibiothérapie préalable à large spectre… .

L'hydrophobicité de surface des cathéters (par des phénomènes électrostatiques) ainsi que la présence d'anfractuosités microscopiques favorisent l'adhérence microbienne. Le rôle de la thrombogénicité du matériau est également classiquement reconnu. La nature des matériaux est ainsi impliquée dans la pathogénie des infections sur les dispositifs médicaux centraux.

En pratique, les matériaux les moins impliqués dans le risque infectieux sur cathéter sont ceux qui sont les moins thrombogènes, les moins hydrophobes et ceux qui favorisent le moins l'adhérence microbienne.

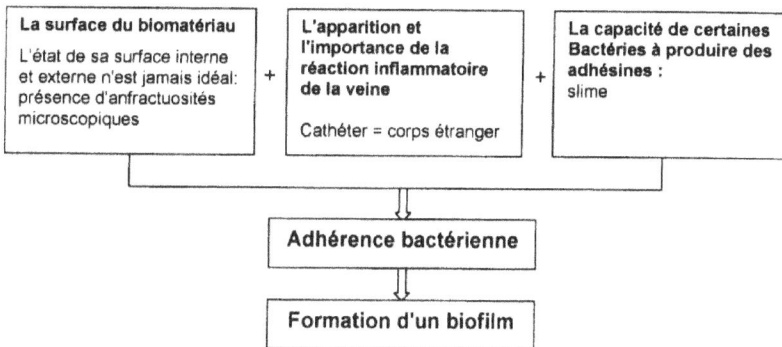

Figure 15 : Formation d'un biofilm (Ensemble des micro-organismes, de la flore et de la faune microscopiques, ainsi que de leurs sécrétions moléculaires présents sur la surface d'un matériau) [14]

En pratique, il convient d'utiliser par ordre de préférence, les cathéters en polyuréthane ou en silicone, puis les cathéters en téflon et en dernier lieu, les cathéters en polychlorure de vinyl (P.V.C.) et polyéthylène (P.E.). Le P.V.C. doit être réservé à l'urgence [16].

2.3.2.2 Rôle de la flore sur la colonisation du cathéter

La flore cutanée se définit de la manière suivante :

➤ La flore résidente (ou commensale) propre à chaque individu, siège dans l'épaisseur de l'épiderme. Elle est constituée de staphylocoques blancs (*S.epidermidis*), de corynébactéries, de microcoques… .

➤ La flore transitoire, récupérée à la surface des mains lors des soins et des contacts avec les patients et l'environnement. Il s'agit essentiellement d'entérobactéries, de *Pseudomonas aeruginosa, Staphylococcus aureus*, de *Streptococcus sp.*, de *Candida albicans*… .

Un cathéter est à l'origine d'une brèche dans le revêtement cutané, il constitue une porte d'entrée à l'invasion bactérienne. Ainsi, la contamination, par les flores cutanées, peut s'effectuer de différentes façons :

- Contamination externe ou extra-luminale

Au moment du geste chirurgical (lors de la pose), les germes de l'opérateur, du personnel soignant ou ceux du malade peuvent venir contaminer le cathéter. De même, lors des manipulations à risque effectuées au niveau de l'émergence du cathéter (ou du septum d'un site, dans le cas d'une chambre implantable), des germes peuvent être déposés sur le cathéter. Il s'agit d'une contamination secondaire.

- Contamination interne ou intra-luminale

Cette contamination a lieu lors de manipulations à partir des connexions, robinets, rampes pour branchement, débranchements, des injections ou à partir des solutés de perfusions (notamment lors d'adjonction de médicaments) dans de mauvaises conditions d'asepsie. Les germes sont apportés par le soignant ou par le patient.

2.4 Causes des infections liées au cathétérisme veineux central

2.4.1 Facteurs de risques liés au patient

Ces facteurs de risques sont mal évalués dans la littérature. La présence même d'un C.V.C. et sa durée de maintien sont en effet, en eux-mêmes, des facteurs qui reflètent la gravité de la pathologie sous jacente.

Les facteurs de risques suivants sont retrouvés [34] :

> ➤ le sexe masculin,
> ➤ l'immunodépression,
> ➤ la plus grande densité des soins.

D'autres facteurs concernant l'état du patient entrent en jeu [16]:

> ➤ l'âge,
> ➤ les lésions cutanées sévères (brûlures, psoriasis),
> ➤ un foyer infectieux ou contaminé à proximité (trachéotomie),
> ➤ une bactériémie préalable,
> ➤ une hygiène corporelle précaire,
> ➤ les traitements induisant une immunodépression : chimiothérapie, corticothérapie…,
> ➤ le comportement du patient (agitation, confusion, non coopération…).

Tous ces facteurs augmentent le risque de développer une infection liée aux cathéters veineux centraux.

2.4.2 Facteurs de risques liés au cathéter lui-même

2.4.2.1 Matériaux

Comme indiqué précédemment, les biomatériaux les moins impliqués dans le risque infectieux sont ceux en polyuréthane ou en silicone [16].

2.4.2.2 Nombre de lumière

Les études qui ont étudié ce facteur de risque sont contradictoires [73]. Les C.V.C. multi-lumières semblent être associés à un risque plus élevé.

Ceci peut s'expliquer par le fait que ces cathéters sont utilisés pour les malades les plus graves, donc seules des études randomisées devraient être prises en compte pour déterminer ce facteur de risque.

2.4.3 Facteurs de risque liés à la pose du cathéter

2.4.3.1 Conditions de pose du cathéter

Programmée ou en situation d'urgence.

2.4.3.2 Site d'insertion du cathéter

Le risque infectieux est plus important en veine jugulaire qu'en veine sous-clavière [24, 73]. Ceci peut s'expliquer par de nombreux facteurs : difficulté à maintenir en place un pansement occlusif et propre, pilosité, proximité des sécrétions oropharyngées (patient alité et ventilé en réanimation), chaleur cutanée supérieure… .

L'abord veineux fémoral reste réservé, en général, aux situations d'urgence et chez les patients présentant certaines pathologies O.R.L., ainsi qu'à certains cas particuliers. Ainsi, le site d'insertion du cathéter doit en principe être changé dès que la situation clinique du patient est rétablie. En effet, le site fémoral exposerait à un risque infectieux plus élevé que le site jugulaire ou sous-clavier [29].

Une étude randomisée [57] comparant les risques dus aux deux voies d'insertions, fémorale et sous-clavière, montre l'intérêt de la voie sous-clavière, pour la réduction des infections et des thromboses.

Les sites jugulaires et fémoraux sont plus à risques que l'abord sous-clavier pour différentes raisons : les difficultés d'adhérence du pansement, la proximité des flores O.R.L. ou digestives, colonisation cutanée plus importante… [49].

La **tunnelisation** apporterait un bénéfice, dans la prévention des infections, pour les voies fémorales [85] et jugulaires [86]. En effet, elle permet d'éloigner le point d'émergence du cathéter des sites cutanés colonisés (fémoraux et jugulaires).

La tunnelisation de la voie sous-clavière serait bénéfique. Néanmoins, une méta-analyse n'aboutit pas aux mêmes conclusions, en soulignant que la tunnelisation des cathéters sous-claviers n'a probablement aucun intérêt [71].

2.4.3.3 La technique de pose

Les cathéters veineux centraux s'infectent plus en l'absence de condition d'asepsie chirurgicale [34]. La formation des médecins joue un rôle dans la prévention des infections sur cathéters veineux centraux. En effet, dans une étude de Scherertz et al. [76], une réduction significative des bactériémies liées au C.V.C. a été obtenue après une formation des médecins à la prévention des risques d'infections sur cathéter. La formation concernait notamment l'insertion des C.V.C. dans des conditions d'asepsie chirurgicale, ainsi que les prises de sang par les cathéters.

L'expérience de l'opérateur aurait un rôle protecteur vis-à-vis des infections sur cathéters.

2.4.3.4 L'organisation de la pose

On entend par l'organisation de la pose :
- ✓ La préparation psychologique du patient,
- ✓ La préparation cutanée du patient et de la zone d'implantation selon les recommandations,
- ✓ L'habitude de l'opérateur : le geste sera réalisé par un opérateur expérimenté,
- ✓ Le respect strict des procédures d'asepsie chirurgicale.

2.4.4 Facteurs de risques après la pose

2.4.4.1 La durée de pose du cathéter

Le risque infectieux augmente avec la durée de maintien du cathéter. Ce risque est globalement linéaire, et non « exponentiel » au cours du temps. Cette constatation est à la base de l'abandon du changement programmé des cathéters (de site ou sur guide) [54].

2.4.4.2 La qualité du pansement

La qualité du pansement du cathéter joue un rôle primordial dans la génèse des infections liées aux cathéters, notamment pour celles ayant pour origine la voie extra-luminale. Le pansement doit être et rester occlusif.

2.4.4.3 Les produits perfusés par la voie veineuse

La prophylaxie par un antibiotique (un glycopeptide : vancomycine ou teicoplanine) lors de la pose d'un C.V.C. ne réduit pas le risque d'infection du C.V.C. [56]. Toutefois, l'utilisation d'antibiotiques intra-veineux pendant la durée d'insertion du cathéter est associée à un risque moindre d'infection.

2.4.4.4 Le changement des lignes veineuses

En effet, il est actuellement recommandé que les lignes veineuses soient changées toutes les 48 à 72 heures [48].

2.4.4.5 L'utilisation de la voie veineuse

Les manipulations (pansement, abords des lignes) sont retrouvées comme facteur de risque d'infection.

Le respect des règles d'asepsie lors de la réfection du pansement permettrait de réduire les risques de contamination des cathéters de courte durée, qui se colonisent préférentiellement à partir de leur site d'insertion.

Lorsque les cathéters sont maintenus en place pour de plus longues durées, la contamination par voie endo-luminale devient prépondérante. Ainsi, les manipulations du C.V.C. (prélèvement veineux et déconnexion du premier raccord) sont des facteurs de risques [55].

En ce qui concerne la contamination par les produits perfusés, une étude a comparé le taux de contamination de seringues préparées par des infirmières de réanimation, ou par des techniciens en pharmacie, à partir de solutés provenant d'ampoules. Le taux de contamination des seringues préparées par les infirmières de réanimation était de 22%, contre 1% quand les seringues étaient préparées par la Pharmacie [87].

L'impact des équipes formées à la prise en charge des cathéters pour la réduction de leur infection a été démontré dans plusieurs études [81].

De nombreux facteurs peuvent intervenir dans la survenue d'une infection sur C.V.C. Le schéma suivant rappelle les principaux intervenants dans ce mécanisme :

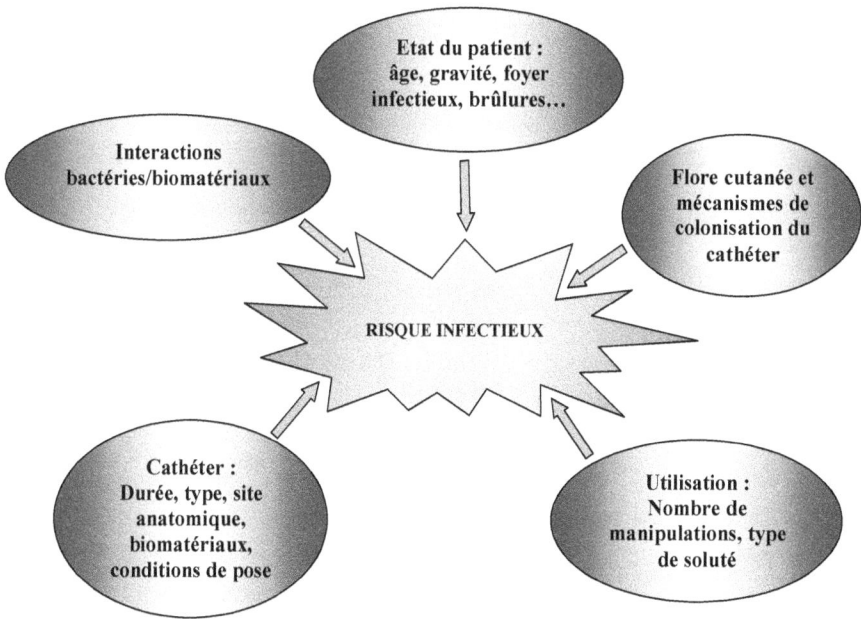

Figure 16 : Facteurs intervenant dans les infections liées aux cathéters veineux centraux [16]

2.5 Diagnostic d'une infection associée à un cathéter veineux central

Les signes locaux et/ou généraux peuvent s'accompagner ou non d'une hémoculture positive. A l'inverse, une hémoculture positive peut exister sans que ces signes soient présents.

A l'exclusion du pus au point de ponction, aucun des signes cliniques ne permet d'affirmer l'infection sur cathéter veineux central. Aussi, les relier à la présence de micro-organismes sur le cathéter veineux central requiert des analyses microbiologiques.

2.5.1 Diagnostic clinique

2.5.1.1 Les infections superficielles

Les infections superficielles des cathéters à émergence cutanée sont limitées à un aspect inflammatoire ou purulent de l'orifice d'entrée du cathéter. L'inflammation au point d'entrée du cathéter n'est pas toujours due à une infection. En effet, chez 70% des malades développant une bactériémie liée au cathéter, l'inflammation est absente.

Hormis lorsqu'il existe un écoulement purulent au point d'insertion, des signes locaux mineurs ne suffisent donc pas à prédire l'infection liée au cathéter, mais doivent inciter à continuer les investigations bactériologiques. Des soins locaux peuvent alors suffire pour guérir une infection locale et permettre d'éviter l'ablation du cathéter. Cette attitude doit être remise en cause en l'absence d'amélioration clinique dans les 48 heures.

2.5.1.2 Les infections profondes

Les infections profondes associent des signes de « tunnelite » (inflammation du trajet sous-cutané du cathéter sur 2 cm ou plus), voire de « cellulite » (inflammation profonde, infiltrée et douloureuse). Cette inflammation a une très grande valeur diagnostique, notamment chez le patient aplasique où l'écoulement purulent manque souvent. Devant ces signes, le retrait du cathéter et un traitement antibiotique par voie générale s'imposent.

2.5.1.3 Autres signes cliniques

L'infection liée à un cathéter peut être suspectée devant l'existence d'un syndrome infectieux, ou la positivité d'hémocultures. Ainsi, l'isolement d'un germe cutané (Staphylocoque à coagulase négative, *Propionibacterium*, *Micrococcus*, *Bacillus sp*...), d'un *Staphylococcus aureus* ou d'un *Candida sp*. a, en l'absence de foyer infectieux d'autre origine, une valeur d'orientation vers la responsabilité du cathéter.

Outre la positivité des hémocultures, la disparition des signes cliniques de sepsis « immédiatement » (12 à 48 heures) après retrait du cathéter alors que l'antibiothérapie préalable était inefficace, ou à l'opposé un sepsis brutal lors du branchement de la perfusion (fièvre, frissons, hypotension), sont des arguments forts pour la responsabilité du cathéter.

2.5.2 Diagnostic microbiologique avec ablation du cathéter

L'analyse la plus simple est la culture de l'extrémité distale du cathéter veineux central. Cette technique nécessite l'ablation du cathéter. En effet, c'est la mise en évidence de germes en nombre significatif sur l'extrémité distale du cathéter qui permet d'affirmer la colonisation significative du cathéter.

Différentes méthodes ont été proposées :
- culture qualitative en milieu liquide,
- culture semi-quantitative sur milieu gélosé,
- culture quantitative en milieu liquide après rinçage endo-luminal ou après « vortexage » (agitation au vortex) ou sonication (traitement par ultra-sons).

2.5.2.1 Culture qualitative de l'extrémité du cathéter

La technique de culture qualitative par immersion en bouillon liquide ne permet pas de distinguer une contamination, d'une colonisation et d'une infection de cathéter veineux central. Cette technique doit donc être abandonnée [10].

2.5.2.2 Culture semi-quantitative de l'extrémité du cathéter

Cette technique consiste à rouler la surface externe du cathéter sur un milieu de culture solide, puis à compter les colonies après 24 à 48 heures de culture [51].

L'inconvénient de cette technique, proposée par Maki et coll. dès 1977, est qu'elle ne reflète que la contamination extra-luminale du cathéter avec un seuil de positivité à 15 unités formant colonie (UFC). De plus, les études complémentaires menées par d'autres auteurs [20,60] n'ont pas permis de la valider complètement sur les cathéters centraux en réanimation.

2.5.2.3 Culture quantitative de l'extrémité du cathéter

La technique de culture quantitative, décrite en 1987 [13,19], consiste à immerger les cinq derniers centimètres du cathéter dans 1 mL de sérum physiologique, puis l'ensemble est agité au vortex pendant une minute, et ensemencé en milieu solide pour une culture quantitative. Le seuil de positivité, fixé à 1000 UFC/mL est corrélé avec les signes systémiques d'infection.

Ici, le « vortexage » permet à la fois, de tenir compte des bactéries adhérant à la surface externe et à la surface interne du cathéter [67].

Une autre technique, utilisant la sonication, présente un intérêt équivalent à celle du « vortexage » [76].

Les méthodes de culture quantitative possèdent un meilleur rapport valeur diagnostique / coût que les autres méthodes. Ainsi, ces techniques devraient être préférées aux techniques semi-quantitatives [10,22].

2.5.2.4 Cas particulier des sites implantés

La structure même de ces dispositifs est à l'origine de la constitution de conglomérats de fibrine, de cellules sanguines et de dépôts médicamenteux se formant sous le septum de silicone de la chambre implantée. Ainsi, des micro-organismes peuvent coloniser cette partie du dispositif et provoquer des septicémies, alors même que l'extrémité distale du cathéter peut être indemne.

Lorsqu'une infection liée à un cathéter est suspectée sur un site implanté, les deux parties du dispositif doivent être mises en culture : l'extrémité distale du cathéter et le septum [25].

2.5.3 Diagnostic microbiologique avec cathéter en place

Ces techniques de diagnostic « cathéter en place » ne peuvent s'envisager qu'en l'absence d'état de choc, en l'absence de tunnelite, de thrombophlébite et d'endocardite. Ainsi, pour éviter de changer, peut-être inutilement le cathéter, le médecin peut faire appel à ces techniques.

2.5.3.1 Prélèvement au point d'insertion cutanée du cathéter

La culture du point d'insertion cutané reflète le mécanisme de contamination du cathéter par voie extra-luminale. En cas de suspicion d'infection liée à un cathéter, la culture des prélèvements faits sur la peau au site de ponction possède une valeur prédictive négative élevée. Dans ce cas, si cette culture est négative, le diagnostic d'infection liée au cathéter peut-être écarté [31].

2.5.3.2 Prélèvement au niveau du pavillon du cathéter

La culture du pavillon (raccord ou embase) du cathéter met en évidence le mécanisme endo-luminale d'infection. Ce mode de colonisation intervient majoritairement lors des cathétérismes prolongés [68].

Une étude effectuée par Guidet et coll. en 1994 [31] indiquait que le prélèvement du pavillon du cathéter n'apportait pas d'information supplémentaire à la culture du site cutanée. En effet, les prélèvements au niveau du point d'insertion cutanée (ou du pavillon du cathéter) ont une spécificité médiocre [18]. Une culture quantitative positive pour l'un ou l'autre site ne suffit pas à établir la responsabilité du cathéter.

2.5.3.3 Hémocultures quantitatives prélevées sur le cathéter et en périphérie

Le principe est ici de recueillir de façon concomitante du sang périphérique d'une part et du sang via le cathéter central d'autre part. En effet, lorsqu'une septicémie est liée à une infection sur cathéter, le nombre de micro-organismes recueillis par hémoculture centrale (prélevée sur cathéter central) est élevé, du fait d'un effet de purge de la partie interne du cathéter veineux central (contenant un fort inoculum bactérien).

L'inoculation à partir de ces prélèvements des boîtes de gélose permet d'établir un ratio du nombre de colonies périphériques et centrales. Par contre, si la septicémie n'est pas liée au cathéter, les inoculums des deux hémocultures sont du même ordre.

La difficulté réside dans le choix du ratio discriminant puisque les propositions diverses de différents auteurs vont de 2 à 30 [83]. En effet, en 1992, Capdevilla et coll. [15] retrouvent une spécificité et une valeur prédictive positive de 100% et une sensibilité de 94% pour un rapport de 1:4 entre les deux hémocultures.

Ainsi, un rapport des comptes bactériens (hémoculture périphérique / hémoculture sur cathéter veineux central) situé aux alentours de 1:5 est prédictif et spécifique de bactériémie liée au cathéter [59].

2.5.3.4 Hémocultures qualitatives prélevées sur le cathéter et en périphérie

Cette technique est rendue possible par la généralisation, dans les différents laboratoires de bactériologie, d'appareils détectant de façon continue et automatique le délai de positivation des hémocultures. Ce délai est inversement proportionnel au nombre de germes initialement présents dans le flacon d'hémoculture (inoculum). Le délai de positivation des hémocultures peut ainsi remplacer le comptage des colonies.

La mesure du délai différentiel de positivation des hémocultures standards prélevées simultanéments sur cathéter et en périphérie est plus simple et moins coûteuse que les hémocultures quantitatives.

Une différence de temps de pousse d'au moins deux heures en faveur de l'hémoculture prélevée sur cathéter est hautement prédictive d'une bactériémie liée au cathéter [11].

Les hémocultures par le cathéter ne permettent pas de faire le diagnostic d'infection liée au cathéter non bactériémique.

2.5.4 Diagnostic rapide par l'utilisation de l'examen direct

2.5.4.1 Examen direct de l'extrémité du cathéter

L'examen par coloration de Gram sur l'empreinte de l'extrémité du cathéter a été proposé par Cooper et coll. [21]. Cet examen pourrait permettre un diagnostic rapide lors d'un sepsis grave. Une coloration de l'extrémité du cathéter par acridine-orange (intercalant utilisé pour colorer l'ADN) a également été proposée, mais cette coloration semblait moins performante que le Gram. Cet examen direct du cathéter n'a actuellement pas de place en routine.

2.5.4.2 Examen direct des prélèvements cutanés ou du pavillon

L'examen direct par coloration de Gram sur les prélèvements effectués au niveau cutané et du pavillon du cathéter a été proposé en vue d'un diagnostic précoce. Le diagnostic était établi si le même micro-organisme était isolé sur l'extrémité du cathéter, la peau et/ou le pavillon et les hémocultures. Ainsi, un examen direct négatif sur un prélèvement effectué au niveau cutané ou du pavillon pourrait être utile lorsqu'il s'agit d'éliminer rapidement une infection liée au cathéter.

2.5.4.3 Examen microscopique par coloration de Gram et acridine-orange sur le sang prélevé au cathéter

Kite et coll. [39] ont étudié l'intérêt de l'utilisation simultanée des colorations de Gram et par l'acridine orange pour le diagnostic rapide d'une infection liée à un cathéter (cathéter en place).

Les deux colorations nécessitent uniquement 50mL chacune de sang prélevé directement au niveau du cathéter. Cette méthode pourrait permettre une antibiothérapie adaptée et précoce, ou inversement, éviter une antibiothérapie inutile.

2.5.5 Eléments permettant de définir une infection sur C.V.C.

> **En l'absence de bactériémie le diagnostic d'infection liée au cathéter veineux central repose sur :**

une culture de cathéter veineux central supérieure à 1000 UFC/mL et :
- une régression totale ou partielle des signes infectieux dans les 48 heures suivant l'ablation

ou

- la purulence de l'orifice d'entrée du cathéter ou un tunnelite.

> **L'infection bactériémique liée au cathéter veineux central est définies par :**

l'association d'une bactériémie survenant dans les 48 heures encadrant le retrait du cathéter veineux central et :
- d'une culture positive du site d'insertion au même germe

ou

- d'une culture du cathéter veineux central supérieure à 1000 UFC/mL du même germe,

ou

- d'un rapport hémoculture quantitative central sur hémoculture périphérique supérieur à 5

ou

- d'un délai différentiel de positivité des hémocultures supérieur à 2 heures.

➢ L'infection n'est pas liée au cathéter veineux central si :

- Le cathéter veineux central est stérile.

- La culture du cathéter veineux central est positive, mais la souche est différente de celle isolée dans le sang et/ou d'un autre foyer infectieux présent au moment de l'ablation du cathéter veineux central et le syndrome infectieux ne régresse pas à l'ablation du cathéter veineux central.

- La culture du cathéter veineux central est positive. La souche isolée est identique à celle trouvée dans un foyer infectieux autre, identifié au moins 48 heures avant l'ablation du cathéter veineux central, qu'il soit ou non responsable de bactériémie et le syndrome infectieux ne régresse pas à l'ablation du cathéter veineux central : celui-ci a été colonisé à partir d'un foyer situé à distance.

2.6 Stratégies diagnostique et thérapeutique en cas de présomption d'infection sur C.V.C.

2.6.1 Stratégie diagnostic globale

Lorsqu'un cathéter est suspecté d'être infecté, une démarche diagnostique doit être menée.

Ainsi, l'existence d'un sepsis grave sans autre foyer infectieux évident, ou de signes locaux francs (tunnelite, cellulite) impose le retrait du cathéter, et la mise en route d'un traitement souvent probabiliste.

En dehors de ces cas graves, deux attitudes conservatrices peuvent être proposées :

➢ Changement du cathéter sur guide et retrait du second cathéter si le premier est colonisé (ou infecté), associé ou non à une antibiothérapie, selon le germe en cause.

➢ Réalisation successive (ou simultanée) d'un prélèvement au point d'entrée du cathéter (si le résultat est négatif, l'infection liée au cathéter peut être éliminée à 95% pour les cathéters de courte durée), et d'un couple d'hémocultures (qualitatives avec mesure du délai différentiel de positivité). En cas de doute, un changement sur guide du cathéter peut être effectué, voir un retrait du cathéter.

A l'issue de cette démarche, la décision de retirer ou de laisser en place le cathéter dépendra principalement du type de micro-organisme incriminé.

Tableau I : Conduite à tenir en cas de suspicion d'infection liée au cathéter [10]

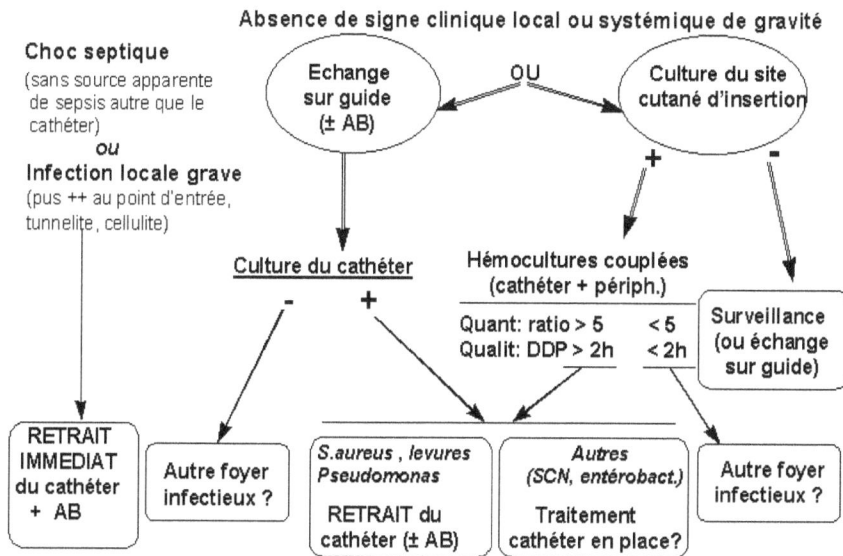

Absence de signe clinique local ou systémique de gravité

Choc septique
(sans source apparente de sepsis autre que le cathéter)
ou
Infection locale grave
(pus ++ au point d'entrée, tunnelite, cellulite)

Echange sur guide (± AB) **OU** Culture du site cutané d'insertion

Culture du cathéter

Hémocultures couplées (cathéter + périph.)
Quant: ratio > 5   < 5
Qualit: DDP > 2h   < 2h

Surveillance (ou échange sur guide)

RETRAIT IMMEDIAT du cathéter + AB

Autre foyer infectieux ?

S.aureus , levures Pseudomonas
RETRAIT du cathéter (± AB)

Autres (SCN, entérobact.)
Traitement cathéter en place?

Autre foyer infectieux ?

Abbréviations

AB : antibiothérapie
SCN : Staphylocoque à coagulase négative
Enterobact : entérobactérie
Quant : hémocultures quantitatives
Qual : hémocultures qualitatives
ratio : rapport des comptes bactériens entre hémoculture sur cathéter et périphérique
DDP : délai différentiel de positivation des hémocultures

2.6.2 Conduite à tenir vis-à-vis du C.V.C.

2.6.2.1 Ablation d'emblée du cathéter suspect

L'ablation immédiate du cathéter est nécessaire en cas de :

- Présence de signes locaux francs (cellulite, tunnelite, collection purulente),
- Thrombophlébite, endocardite,
- Germes « à haut risque » avec bactériémie à *Staphylococcus aureus*, *Pseudomonas* ou *Candida*,
- Choc septique, en l'absence d'autre cause apparente,
- Bactériémie chez un patient porteur d'une prothèse endovasculaire ou valvulaire.

2.6.2.2 En l'absence de signes locaux patents d'infection, et de signes généraux de gravité, plusieurs démarches sont possibles

Lorsque la présomption d'infection liée au C.V.C. est faible ou modérée, la probabilité d'enlever à tort un cathéter stérile est très élevée (80% des cas). Or, l'implantation d'un nouveau cathéter sur un autre site expose à des risques de complications mécaniques.

En l'absence de signes locaux, deux choix sont possibles :

➢ Changement de cathéter sur guide

La voie d'abord vasculaire est ainsi conservée et l'infection peut être confirmée ou infirmée. Cette situation est temporaire et elle permet d'attendre 24 heures le retour des examens microbiologiques.

➢ Conservation du cathéter

Des prélèvements locaux et/ou la réalisation d'hémocultures couplées vont permettre d'éliminer la suspicion d'infection.

2.6.3 Antibiothérapie

L'indication initiale de l'antibiothérapie repose sur la sévérité du syndrome infectieux d'une part et de l'existence, ou non, d'une bactériémie d'autre part.

> *2.6.3.1 En présence de signes généraux de gravité (sepsis sévère, choc), de complication (tunnelite, thrombophlébite, endocardite) ou de signes d'infection locale patents (suppuration)*

Une antibiothérapie probabiliste est immédiatement commencée, incluant un antibiotique actif contre les bactéries à Gram positif (vancomycine +/- bêta-lactamines + aminoside). Elle sera réévaluée après la réception des examens microbiologiques définitifs.

> *2.6.3.2 Si infection confirmée et les hémocultures positives à un germe « à haut risque » (Staphylococcus aureus, Candida sp., Pseudomonas sp.,Corynebacterium sp., Bacillus sp.)*

Dans ce cas, le cathéter doit être enlevé (s'il est encore en place) et le traitement antibiotique doit être adapté, commencé ou poursuivi.

⇨ <u>En cas de septicémie à *S.aureus*</u>

Il est recommandé d'effectuer une échographie trans-oesophagienne pour vérifier l'état des valves (car des endocardites y sont fréquemment associées) et un doppler veineux.

En l'absence de lésion valvulaire et de thrombophlébite et lorsque le contrôle de l'infection est obtenu rapidement, un traitement court de 10 à 14 jours paraît suffisant. L'existence de complications nécessite un traitement plus prolongé.

2.6.3.3 En cas de bactériémie à Staphylocoque à coagulase négative

Dans cette situation, l'attitude la plus sûre est l'ablation du cathéter. Une antibiothérapie n'est pas toujours nécessaire. De plus, un changement sur guide ou un maintien en place du cathéter peut être envisagé sous couverture antibiotique.

2.6.3.4 En l'absence de bactériémie, de signes généraux de gravité et de germes « à haut risque »

Les recommandations suivantes peuvent être formulées :

➢ Une infection locale du cathéter (non compliquée) nécessite un traitement local de désinfection par antiseptique et une surveillance après le retrait du cathéter. La régression rapide du syndrome infectieux, en 48 heures, peut constituer le seul traitement. L'antibiothérapie n'est généralement pas nécessaire.

➢ Si un changement sur guide a été effectué, le remplacement du 2ème cathéter par un nouveau cathéter sur un site différent est nécessaire lorsque la culture du 1er cathéter montre une colonisation significative (une antibiothérapie n'est généralement pas nécessaire).

➢ Lorsque le cathéter a été laissé en place, en cas de présomption d'infection faible ou modérée, on surveille l'évolution locale et générale. L'antibiothérapie n'est pas recommandée. Au moindre doute, les prélèvements locaux et hémocultures sont renouvelés. Dans tous les cas, la recherche d'un autre foyer infectieux est nécessaire.

Tableau II : Stratégie diagnostic et thérapeutique en cas de suspicion d'infection liée au cathéter [34]

Suspicion D'I.L.C.

Etat de choc ou sepsis sévère ou écoulement purulent (tunnelite).

Pas de signes de gravité

ou

Echange sur guide

Culture du point de ponction + −

Surveillance recherche autre site infecté (changement sur guide?)

Ablation du catheter

Antibiothérapie probabiliste
Vancomycine +/- B.lactamine
+aminoside
(évaluer l'intérêt d'un anti-fongique)

HC périphérique + centrale
Ratio quantitatif >5:1
Délai de positivité>2heures
Oui   Non

Culture de cathéter + −

Autres infections ?

Autres infections ?

(Si échange sur guide, Ablation du C.V.C.) Résultat des HC − +

Amélioration après Ablation du CVC? Non   Oui

I.L.C. certaine

Probable colonisation

Probable I.L.C.

S. Aureus (ETO obligatoire) Pseudomonas, A. baumanii Champignon Ablation C.V.C + AB 14-21j

SCN, autre BGN Ablation CVC + AB<7j Ou Maintien CVC +AB 14-21j

- S. aureus, Pseudomonas: AB : 7 j?
- SCN, BGN, Candida sp.:
Pas d'AB sauf immunodépression ou maladie valvulaire
Alternative:
Pas d'AB mais surveillance rapprochée et HC répétées

Si Persistance du sepsis > 3 j Si HC positives > 3 j

ETO obligatoire (adulte)
Si Endocardite: AB 4-6 sem.
Infection profonde?
Si Thrombophlébites: AB 4-6 sem.
Si Ostéomyélite: AB 6-8 sem.

Légendes :
I.L.C. : infection liée au cathéter, CVC: cathéter veineux central,
AB: antibiotique, HC: hémocultures, SCN : staphylocoques à
coagulase négative, BGN : bacilles Gram négatif, ETO :
échographie trans-oesophagienne

3 Prévention des infections liées aux cathéters veineux centraux

La prévention des infections des cathéters de courte durée (<15 jours) repose logiquement sur un ensemble de mesure visant à minimiser la contamination extra-luminale du matériel dès la pose du cathéter, lors de la rupture de la barrière cutanée, mais également lors de certaines manipulations ultérieures (pansement).

En ce qui concerne la prévention des infections liées aux cathétérismes de durée intermédiaire (15-30 jours) et de longue durée (>1 mois) relève d'un strict respect des mesures d'hygiène lors de la manipulation de la ligne veineuse, destinées à réduire le risque de contamination endo-luminale.

Depuis les années 90, des matériaux nouveaux, ainsi que de nouvelles techniques d'imprégnation de ces matériaux se sont développés afin de contribuer à la diminution du risque d'infection liée au cathéter. En effet, ces nouveaux matériaux permettraient de limiter l'implantation des micro-organismes, combattre leur maintien ainsi que leur multiplication.

Afin de réduire les risques d'infection locale ou de septicémie secondaire à la présence de cathéters veineux centraux, les indications de la mise en place de ces dispositifs doivent être limitées au maximum, en pesant dans chaque cas les risques et les bénéfices attendus et en préférant, chaque fois que possible, la voie orale ou entérale à la voie veineuse pour l'administration de médications ou de nutriments [58].

3.1 Prévention lors de la pose

3.1.1 Conditions de pose

La pose doit être programmée, dans un environnement adapté.

Les conditions d'asepsie chirurgicale concernant le patient, l'opérateur et l'environnement doivent être respectées.

3.1.1.1 Préparation de l'environnement et du matériel stérile

➤ La pose doit être réalisée dans des conditions d'asepsie chirurgicale. Seules les personnes impliquées dans le geste doivent être présentes dans la pièce.
➤ L'espace doit être organisé.
➤ Les surfaces doivent être désinfectées.
➤ Le patient doit être installé et la peau du site d'insertion préparée.

3.1.1.2 Préparation cutanée de l'opéré

Cette préparation est à réaliser le plus près possible de la pose. L'objectif de la préparation cutanée est la prévention des infections du site opératoire. La rigueur dans son exécution doit être du même niveau d'exigence que pour toute autre intervention. Elle doit être effectuée, selon un protocole précis, sous le contrôle de l'infirmière et doit faire objet d'un enregistrement dans le dossier du patient à l'aide, par exemple, d'une fiche pré-établie [17].

Trois éléments important sont à considérer :

➤ L'hygiène corporelle,
➤ La dépilation de la zone opératoire,
➤ La préparation du champ opératoire.

La préparation cutanée de l'opéré doit être réalisée selon le schéma suivant :

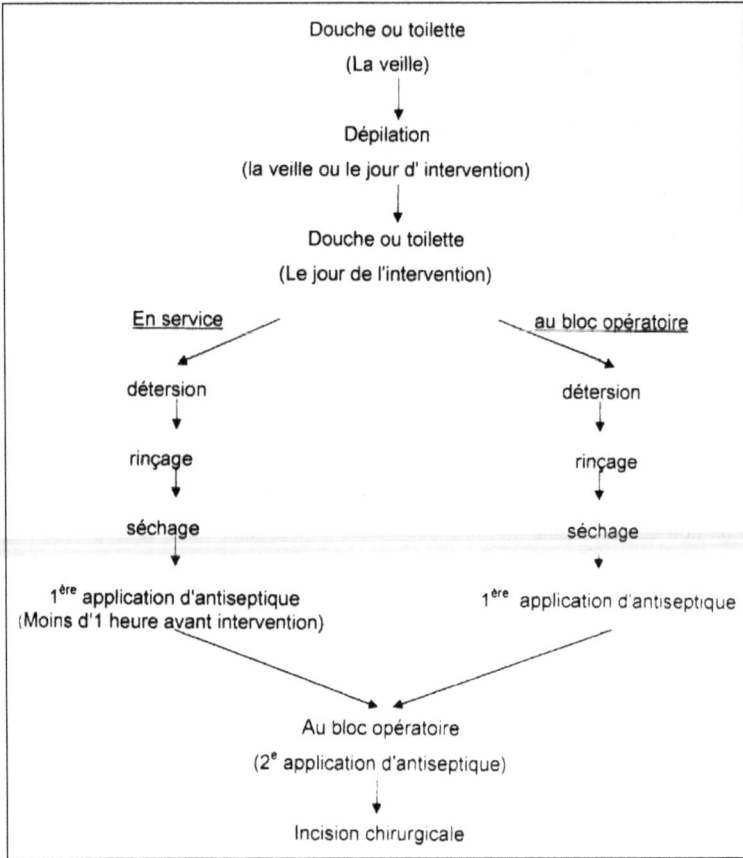

Figure 17 : Préparation cutanée de l'opéré [14]

Ainsi, conformément aux recommandations du Comité Technique National des Infections Nosocomiales (CTIN), la préparation de l'opéré comporte [58] :

➢ La dépilation de la zone d'insertion du cathéter : elle est réalisée avec une crème dépilatoire, une tondeuse ou des ciseaux. Le rasage est interdit.

➢ Une douche antiseptique pratiquée la veille de l'intervention (chlorhexidine ou polyvidone iodée) et renouvelée, le matin de l'intervention. Elle concerne la totalité du corps y compris les cheveux, en utilisant un savon (type « scrub ») de la même gamme que l'antiseptique utilisé au bloc opératoire. Les bijoux, le vernis à ongles, les piercings doivent être enlevés.

➢ La détersion de la zone d'insertion du cathéter est à réaliser avec une solution moussante antiseptique de la même gamme que le produit antiseptique utilisé pour la désinfection cutanée. Un temps de séchage est à respecter entre deux applications. Pour l'antisepsie, on utilise également des produits à base de chlorhexidine alcoolique ou de polyvidone iodée (ou tout autre produit d'efficacité prouvée) en respectant leurs contre-indications respectives.

3.1.1.3 Préparation de l'opérateur

La pose doit s'effectuer dans une salle permettant d'offrir des garanties d'hygiène afin de limiter les infections croisées. Au Centre Hospitalier Universitaire de Reims, la pose des C.V.C. a lieu au niveau du service de Réanimation, dans une salle spécifique réservée à cet effet. L'acte doit s'effectuer par un opérateur entraîné à la pose et dans des conditions d'asepsie chirurgicale.

La préparation de l'opérateur nécessite :
➢ Un lavage chirurgical ou désinfection chirurgicale des mains et des avant-bras.
➢ L'habillage chirurgical de l'opérateur avec masque, coiffe enveloppante, casaque stérile et gants stériles.

L'infirmière circulante a une tenue propre, porte une coiffe et un masque chirurgical. Tout observateur, en nombre limité, devra se conformer aux mêmes règles.

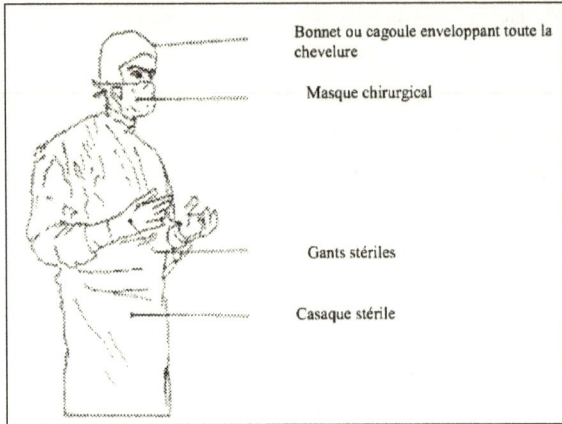

Figure 18 : Habillage chirurgical de l'opérateur [16]

3.1.1.4 Préparation de la zone d'insertion du cathéter

Comme détaillé dans le paragraphe 3.1.1.2, il faut effectuer une dépilation préalable, puis la procédure suivante :

- ➤ Détersion : nettoyage de la zone d'insertion avec des compresses stériles (type gaze ou non tissé) et une solution moussante antiseptique de la même gamme que le produit antiseptique utilisé pour la désinfection cutanée ;
- ➤ Rinçage : rincer à l'eau stérile ;
- ➤ Séchage : sécher avec des compresses stériles (type gaze ou non tissé) ;
- ➤ Antisepsie : appliquer l'antiseptique avec des compresses stériles (type gaze ou non tissé), en débordant largement la zone d'insertion, selon la technique centrifuge en partant du site d'insertion. Une deuxième application est réalisée après séchage. Les temps de contact nécessaire à l'action de l'antiseptique doivent être bien respectés.

3.1.1.5 Mise en place de champs stériles

Les champs stériles doivent déborder largement la zone de cathétérisation.

3.1.1.6 Pansement en fin d'intervention

Le cathéter doit être fixé solidement à la peau par un fil à peau, non résorbable. Puis, le site d'insertion doit être protégé par un pansement stérile standard ou transparent semi-perméable à l'air, hermétiquement fixé, absorbant, afin d'éliminer le sang et les sérosités.

Ce pansement reste en place pendant toute la durée du cathétérisme, sauf s'il est souillé ou non hermétique. Le pansement doit être refait à la 24ème heure qui suit la pose. La date de pose du cathéter doit être notée dans le dossier de soins du patient.

3.1.2 Site d'insertion du cathéter

L'utilisation du territoire cave supérieur est recommandée. Le cathétérisme des veines sous-clavières plutôt que jugulaires internes expose moins au risque d'infection [58].

L'intérêt de la tunnelisation reste discuté. Elle semble inutile lorsque les précautions d'asepsie lors de la pose et de la maintenance des cathéters sont respectées, notamment lorsque les soins de cathéters sont pris en charge par une équipe entraînée. Elle pourrait cependant réduire le risque d'infection associée aux cathéters jugulaires, plus exposés au risque de contamination [58].

3.1.3 Technique de pose [34]

➢ La pose du C.V.C. doit être effectuée dans des conditions d'asepsie chirurgicale.

➢ La peau est détergée avec un savon antiseptique puis badigeonnée avec une solution antiseptique (polyvidone iodée ou chlorhexidine ou alcool).

➢ L'antiseptique doit rester au contact de la peau jusqu'à ce que la peau soit sèche. Pour la polyvidone iodée, le temps de contact doit être d'au moins 2 minutes.

➢ L'application locale d'agents « dégraissants » (type acétone ou éther) avant l'insertion des cathéters ou lors des pansements est déconseillée.

➢ La zone opératoire est installée avec des champs stériles larges (en non tissés).

➢ L'application d'une pommade antibiotique et/ou antifongique au site d'insertion n'est pas recommandée.

En effet, l'application de pommade, notamment à base de d'antibiotique, est associée à un risque plus élevé de colonisation fongique (par *Candida* spp.) et d'infection [67].

De même, l'application de mupirocine en pommade, au niveau du site d'insertion du cathéter, a été associée à la survenue d'une résistance à la mupirocine et à une dégradation de l'intégrité des cathéters en polyuréthanne [63].

➢ Le changement de C.V.C. sur guide doit être effectué dans les mêmes conditions que la pose initiale.

➢ Le changement systématique, sur guide ou en changeant de site d'insertion, à intervalle régulier du C.V.C. est à proscrire.

3.2 Prévention après la pose : lors de l'entretien et des manipulations

3.2.1 Durée de pose du cathéter

Dès qu'un cathéter veineux central n'est plus nécessaire, il faut procéder à son ablation sans délai, compte tenu du fait que le risque infectieux augmente avec la durée du cathétérisme.

3.2.2 Produits perfusés par la voie veineuse

Le choix et la préparation des liquides perfusés suivent des règles rigoureuses :

> ➤ La préparation est aseptique et l'utilisation immédiate. La date de préparation et les additifs doivent être notés sur le flacon et sur la feuille de soins.

> ➤ Les produits additifs multi-doses, partagés entre les malades, sont manipulés avec des précautions d'asepsie strictes, en respectant les conditions et les délais de conservation.

> ➤ La préparation aseptique des liquides perfusés (médicaments cytostatiques, antibiotiques en pédiatrie…) doit être réalisée de préférence dans une unité centralisée. Ceci permet de garantir la qualité de la préparation ainsi que la sécurité des patients et du personnel.

3.2.3 Changement des lignes

L'entretien de la ligne veineuse doit être rigoureusement aseptique, en respectant la notion de système clos toutes les fois que cela est possible, et en réduisant au maximum les manipulations [58].

➢ Les manipulations de la ligne de perfusion sont effectuées après un lavage antiseptique des mains ou après une désinfection avec une solution hydro-alcoolique (SHA). Toute manipulation de la ligne veineuse doit être réalisée en utilisant une compresse imbibée d'antiseptique. Le port d'une blouse, de gants ou d'un masque n'est pas indispensable. Dans tous les cas, des protocoles validés par le C.L.I.N. (Comité de Lutte contre les Infections Nosocomiales) doivent préciser les règles d'hygiène, la tenue et les modalités pour toute manipulation [58].

➢ L'intervalle de changement des tubulures de perfusion et de ses annexes (robinets, rampes de perfusion) peut également être porté à 72 heures. Cependant, en cas d'administration de produits sanguins labiles ou de solutés lipidiques, les tubulures doivent être changées après le passage de ces produits [58]. De plus, lors du changement de cathéter, toute la ligne de perfusion doit être changée [16].

➢ Le changement systématique des cathéters veineux centraux à intervalle prédéfini n'est pas recommandé, mais si il est réalisé, cela doit être sur guide.

➢ Les raccords sont désinfectés avant toute injection.

➢ L'emploi de filtres antibactériens interposés sur la tubulure de perfusion n'a pas fait preuve d'efficacité pour la prévention des infections et empêche l'administration des émulsions lipidiques et de certains médicaments.

➢ La voie hématogène est le 3ème mode de colonisation des cathéters. Certains auteurs ont démontré qu'il existait un lien entre la survenue d'un thrombus et l'infection. Ainsi, l'obstruction des cathéters doit être au maximum évitée par un rinçage au sérum physiologique, associé ou non à l'administration d'héparine lors de la fermeture du cathéter.

En effet, les solutions anticoagulantes, à base d'héparine ou de fibrinolytique, sont largement utilisées pour prévenir la thrombose des cathéters. De nombreux cathéters veineux centraux sont disponibles avec une imprégnation d'héparine. Cette imprégnation limite les phénomènes de thrombose [63].

> Le verrou antibiotique, pratiqué par certains praticiens ne semble pas apporter de bénéfice dans la prévention des infections liées aux cathéters veineux centraux [67]. Cette technique consiste à injecter une solution à base d'antibiotique (comme la vancomycine) et à la laisser en contact dans la lumière du cathéter. L'utilisation de ce type de verrou à base de glycopeptide peut mener à l'émergence de souches de bactéries gram positives résistantes à la vancomycine. Cette pratique n'est donc pas recommandée en routine [63].

Dans le cas des cathéters de dialyse, il existe des solutions « verrou » qui sont utilisées, notamment au C.H.U de Reims, à base de citrate. En effet, le laboratoire Hemotech® commercialise une solution à base de citrate concentré, Citra-Lock®. Le citrate permet de résoudre les incidents récurrents de thrombose et d'infections, grâce à son action anti-coagulante universellement reconnue et anti-microbienne à concentrations élevées [44].

L'utilisation de citrate concentré à 47% a permis de diminuer le nombre d'infections. En effet, sous héparine, ce taux était de 4,32%, alors que sous citrate (concentré à 47%), ce taux est descendu à 0%.

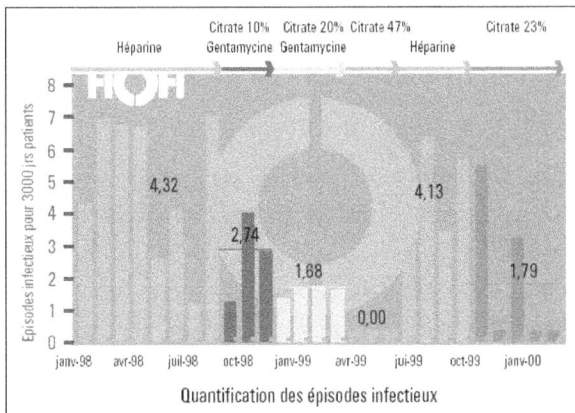

Figure 19 : Action du Citrate à 47% sur le nombre d'épisodes infectieux [44]

D'autres solutions « verrou » existent sur le marché, notamment une qui est à base de taurolidine et de citrate. Cette solution verrou TauroLock® (Laboratoires Theradial) est composée d'un produit anticoagulant et d'un antiseptique bactéricide. La solution reste au contact du cathéter entre deux séances de dialyse.

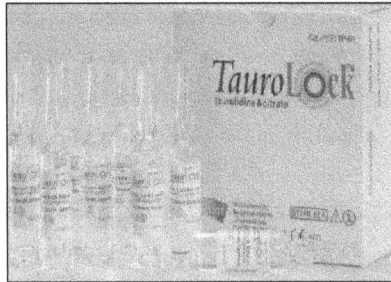

Figure 20 : Présentation de la spécialité TauroLock® [45]

TauroLock® prévient de façon prophylactique le développement du biofilm à la surface de la lumière du cathéter [79].

La taurolidine n'est pas un antibiotique et ne présente aucun risque de résistance acquise [45].

3.2.4 Changement du pansement du site d'insertion

Un pansement stérile, hermétiquement fixé est impératif. Les pansements transparents semi-perméables (en polyuréthane par exemple), permettant l'inspection et la palpation quotidienne du point d'insertion du cathéter peuvent être utilisés après le tarissement de l'écoulement sanguin lié à la pose du cathéter.

L'intervalle optimal de réfection des pansements n'est pas défini avec précision : au minimum de 48 heures et il pourrait être porté à cinq voir sept jours en l'absence de souillure ou de décollement. La date de réfection du pansement doit être notée [34].

Tableau III : Critères d'utilisation des différents pansements [16]

Type	Critère de choix	Utilisation et intérêt	Fréquence
Pansement opaque compresse + adhésif	• absorbant • occlusif • stérile	• absorption d'un exsudat lié à la pose	• 1er pansement à la 24ème heure de la pose • toutes les 48 heures à 72 heures, voire plus
Pansement transparent adhésif semi perméable	Choisir un modèle : • imperméable à l'eau • hautement perméable à l'oxygène • occlusif • stérile • appliquer sur un point d'insertion sec	• visualisation permanente du point d'insertion • contention efficace • palpation du point d'insertion	• toutes les 48 heures à 72 heures (voire hebdomadaire)

Le pansement doit inclure le point d'insertion cutanée jusqu'au premier raccord.

Tout pansement souillé ou décollé (même partiellement) doit être refait immédiatement.

Le site d'insertion du cathéter doit être surveillé quotidiennement [34].

3.3 Choix du matériel [16]

L'emploi de matériaux moins thrombogènes est recommandé, tels que les polyuréthanes, les élastomères de silicones. L'utilisation de ces matériaux permettant de réduire l'adhérence bactérienne (surface de matériau plus lisse, moindre thrombogénicité, conditions d'hydrophobicité…) réduit la rapidité de colonisation des cathéters. Ils sont à privilégier par rapport au P.V.C. qui doit être réservé aux situations d'urgence.

En ce qui concerne le type de cathéter, le risque infectieux lié à l'utilisation des cathéters multi-lumières serait plus élevé qu'avec les cathéters simples lumière.

L'emploi de manchons sous-cutanés insérés sur le cathéter en collagène et argent, dénommés « cuffs », ne semblent pas diminuer le risque infectieux [47,63,67].

3.4 Cathéters imprégnés d'antiseptiques ou d'agents anti-microbiens

Les propriétés idéales de biomatériaux résistant à la colonisation ont été définies par Guggenbichler et al. [30] en 1999 et par Elliott et al. [28] en 2000.

Ainsi, les caractéristiques idéales d'un cathéter imprégné d'agents anti-infectieux sont les suivantes [28] :

✓ Activité anti-microbienne : durable, insensible aux protéines circulantes
✓ Imprégnation de la surface externe et de la surface interne du cathéter
✓ L'agent anti-infectieux ne doit pas être toxique, ni induire de réponse immunologique
✓ L'agent anti-infectieux ne doit pas provoquer l'émergence de résistance bactérienne
✓ Les propriétés physiques et chimiques du polymère ne doivent pas être modifiées par la présence de l'agent anti-infectieux.

3.4.1 Imprégnation par les agents antiseptiques

Différents agents antiseptiques ont été testés et utilisés pour imprégner les cathéters : l'iode, le chlorure de benzalkonium, l'ion argent, la chlorhexidine associée à la sulfadiazine argentique… .

3.4.1.1 L'iode

L'iode a été initialement testé en laboratoire pour prévenir la colonisation bactérienne des cathéters veineux centraux, mais sans aucun développement ultérieur [35].

3.4.1.2 Le chlorure de benzalkonium

Ensuite, le chlorure de benzalkonium, un ammonium quaternaire, a été imprégné sur la surface externe et la surface interne de cathéter. Il possède une activité anti-microbienne, par inhibition de la réplication de l'ADN et il perturbe les fonctions membranaires des bactéries. Il possède une activité bactériostatique contre les bactéries à Gram positif mais aussi contre les bactéries à Gram négatifs et le Candida à fortes doses.

Cette imprégnation a permis de diminuer la colonisation bactérienne de ces cathéters.

3.4.1.3 L'ion argent

L'ion argent, grâce à son activité sur de nombreux micro-organismes nosocomiaux (les staphylocoques, les entérobactéries, *Pseudomonas aeruginosa*, *Candida albicans*…) est actuellement très utilisé pour l'imprégnation des cathéters [23]. Sa fixation sur l'ADN microbien conduit à l'arrêt de la réplication cellulaire et à l'inactivation de certaines enzymes.

Des études menées avec une imprégnation uniquement externe de l'argent n'ont pas été concluantes [7].

Des résultats plus intéressants ont été obtenus avec des cathéters en polyuréthane présentant dans leur matrice des micro-particules d'argent [30]. Cette micro-dispersion d'argent dans le polyuréthane permet de prolonger l'activité anti-adhésive et anti-colonisation pendant plus d'un mois in vitro.

Boswald et al [12], lors d'une étude randomisée, comparative, incluant 263 patients porteurs de cathéters depuis 8 à 9 jours en moyenne, ont obtenu une diminution de 37,7% de l'incidence de colonisation des cathéters et une diminution de 71,3% du taux d'infection liée aux cathéters entre les deux groupes. Néanmoins, ces résultats préliminaires nécessitent des études complémentaires.

3.4.1.4 Chlorhexidine couplée à la sulfadiazine argentique

Des études ont portées sur l'imprégnation de cathéters veineux centraux à triple lumière à l'aide de deux antiseptiques : la chlorhexidine et la sulfadiazine argentique. Ainsi, Maki [50] a obtenu, sur une étude portant sur 158 malades et 403 cathéters, une réduction du taux de colonisation (13,5 versus 24%) et de bactériémies liées aux cathéters (1 versus 4,7%) dans le groupe de patient recevant les cathéters imprégnés par la chlorhexidine et la sulfadiazine argentique.

D'autres études n'ont pas permis de montrer une différence statistiquement significative entre le groupe test, recevant les cathéters imprégnés et le groupe témoin [64].

Une méta-analyse de douze études randomisées, publiées entre 1966 et 1998, comparant des cathéters veineux centraux imprégnés par de la chlorhexidine et de la sulfadiazine argentique à des cathéters standards, incluant 2611 cathéters, a montré une différence significative entre les deux types de cathéters. En effet, les cathéters imprégnés semblent diminuer l'incidence de la colonisation bactérienne, ainsi que celle des infections liées aux cathéters veineux centraux chez les patients à haut risque infectieux [88]. Une méta-analyse plus récente confirme ces données [53].

Une meilleure efficacité pourrait être attendue si les cathéters étaient imprégnés sur leur face externe et sur leur face interne. En effet, Rupp et al. [74], en 2005, ont publié une étude randomisée, en double aveugle et contrôlée menée entre 1998 et 2001 dans neufs hôpitaux. L'objectif de cette étude était de déterminer l'efficacité d'une seconde génération de cathéters imprégnés d'antiseptiques dans la prévention de la colonisation microbienne et des infections liées aux cathéters veineux centraux. Ces cathéters ont été recouverts avec de la chlorhexidine et de la sulfadiazine argentique sur la face externe et de la chlorhexidine a été incorporée sur la face interne. Au total, 780 patients furent randomisés. L'étude a permis de démontrer que le cathéter recouvert d'antiseptique possède un effet protecteur dans la prévention de la colonisation bactérienne.

Néanmoins, l'apparition d'une résistance secondaire à ces antiseptiques ne peut être exclue. Des études in vitro ont montré que *Pseudomonas stutzeri* exposé à des doses croissantes de chlorhexidine, en l'absence de sulfadiazine, développe une résistance à cet antiseptique [84].

En ce qui concerne le coût de ces cathéters imprégnés d'antiseptiques, une étude coût-efficacité conclut que l'utilisation de ces cathéters permet non seulement une réduction des bactériémies et des décès, mais également du coût global de prise en charge de patients à haut risque d'infections liées aux cathéters, notamment en réanimation. En effet, l'économie réalisée oscille entre 58 à 337 euros par cathéter, en fonction de l'incidence des infections liées au cathéter, du coût des cathéters et du niveau d'efficacité anti-infectieuse des cathéters imprégnés [89].

Tableau IV : Comparaison des coûts entre l'utilisation d'un cathéter imprégné d'un antiseptique et un cathéter standard [89]

Table 2. Results of Decision Analysis Comparing Antiseptic-Impregnated With Standard Central Venous Catheters

	Direct Medical Costs for 1998, $	Incidence of Catheter-Related Bloodstream Infection, %	Incidence of Death Due to Catheter-Related Bloodstream Infection or Hypersensitivity, %
Antiseptic-impregnated catheter	336	3.0	0.45
Standard catheter	532	5.2	0.78
Difference (range) between 2 catheter types*	−196 (−391 to −68)	−2.2 (−3.4 to −1.2)	−0.33 (−0.78 to −0.09)

*From multivariate sensitivity analysis.

3.4.2 Imprégnation par les antibiotiques

Dès 1991, Kamal et al ont évalué l'efficacité des cathéters veineux centraux imprégnés par la céfazoline (céphalosporine de 1ère génération) sur la réduction de l'incidence des infections liées aux cathéters. Cette étude prospective, contrôlée, randomisée a montré que les cathéters imprégnés réduisaient de 12% l'incidence de colonisation bactérienne, mais sans effet sur l'incidence des infections liées aux cathéters bactériémiques [37].

De nombreux antibiotiques, comme la teicoplanine, ont été testés dans la prévention de l'implantation et de la multiplication bactérienne sur les cathéters. Néanmoins, la perte rapide de l'efficacité antibactérienne après 36h de cathétérisation a limité le développement ultérieur d'autres études [6].

L'imprégnation du cathéter veineux central par deux antibiotiques, la minocycline et la rifampicine, sur sa face interne et sur sa face externe a été testée par Raad et al en 1996 [70]. En effet, la combinaison de la minocycline avec la rifampicine possède une large activité contre les staphylocoques, les bacilles gram négatifs et les *Candida spp*. Ces cathéters présentent une activité anti-microbienne de l'ordre de 15 jours, voir plus et en principe, sans passage des antibiotiques dans la circulation générale.

L'utilisation d'une association de deux antibiotiques permet de minimiser l'émergence de résistance. De plus, les antibiotiques utilisés pour imprégner les cathéters vasculaires ne doivent pas faire partie des antibiotiques de choix indiqués dans le traitement des infections liées aux cathéters.

3.4.3 Comparaison entre les deux types d'imprégnation

Des études plus récentes ont comparé les cathéters imprégnés de chlorhexidine/sulfadiazine argentique aux cathéters imprégnés de minocycline/rifampicine vis à vis des staphylocoques, des entérobactéries et de *Klebsiella pneumoniae*.

Ainsi, ex vivo, Marik et al. [52] ont démontré que les cathéters imprégnés de minocycline/rifampicine ont une activité antimicrobienne supérieure à ceux imprégnés de chlorhexidine/sulfadiazine argentique vis à vis des *Staphylococcus aureus* résistant à la méticilline, de *S.epidermidis* et *E.faecalis*. De plus, cette activité est associée à un taux de colonisation significativement plus faible.

D'autres auteurs, comme Yorgancy et al. [93] présentent des résultats plus nuancés. Concernant le Staphylocoque, les deux types de cathéters avaient des propriétés anti-infectieuses durables, de l'ordre de 21 jours. Néanmoins, si on s'intéresse plus particulièrement à une souche de Klebsielle, *Klebsiella pneumoniae*; ces mêmes auteurs rapportent que les cathéters imprégnés de chlorhexidine/sulfadiazine argentique inhibent l'adhérence bactérienne initiale pendant une semaine. A contrario, les cathéters imprégnés de minocycline/rifampicine préviennent la colonisation bactérienne uniquement pendant 3 jours [92]. Les études menées sur les effluents indiquent que les agents anti-bactériens relargués par les cathéters ont une action bactéricide vis-à-vis de *Klebsiella pneumoniae* pour les cathéters imprégnés de chlorhexidine/sulfadiazine argentique et une action bactériostatique pour les cathéters imprégnés de minocycline/rifampicine.

En 1999, Darouiche et al [24] publie une étude multicentrique prospective et randomisée comparant les cathéters imprégnés de minocycline/rifampicine à ceux imprégnés de chlorhexidine/sulfadiazine argentique. Cette étude a porté sur 738 patients porteurs de 865 cathéters au total. Elle a conclu à la supériorité des premiers sur les seconds, aussi bien pour la réduction de la colonisation bactérienne que pour la diminution du risque infectieux (3,4% versus 0,3%, RR : 0,1 IC 95% : 0,0-0,6 - p<0,002).

Des commentaires concernant cette étude peuvent être formulés. En effet, les résultats ont été obtenus en utilisant des cathéters imprégnés de chlorhexidine/sulfadiazine argentique uniquement sur leur face externe, contrairement aux autres cathéters qui étaient imprégnés de minocycline/rifampicine sur leur face externe et interne. Les conclusions auraient peut-être été différentes si l'imprégnation par l'association chlorhexidine/sulfadiazine argentique avait été externe et interne. De plus, l'association minocycline/rifampicine présenterait une activité bactériostatique durable sur les bactéries en phase stationnaire (comme dans les biofilms) [90].

La technique microbiologique utilisée peut-être remise en cause par le fait que l'activité résiduelle anti-infectieuse des cathéters imprégnés peut ralentir la croissance bactérienne et ainsi diminuer le nombre de colonisations significatives. Ce phénomène a été constaté au laboratoire pour des cathéters imprégnés de chlorhexidine/sulfadiazine argentique [77-78].

Le risque potentiel de résistance aux antibiotiques ne peut être écarté [82]. De plus, la rifampicine est un antibiotique majeur utilisé pour le traitement d'infections à Staphylocoques sur prothèse et elle devrait donc être épargnée [32].

3.4.4 Place des cathéters imprégnés dans la prévention des infections liées au cathétérisme veineux central

L'utilisation de substances pharmacologiquement actives sur des dispositifs médicaux est une réponse possible pour prévenir des risques infectieux. L'imprégnation d'agents anti-microbiens sur des cathéters veineux centraux permet de diminuer le taux de colonisation sans pour autant diminuer de manière constante le taux d'infection liée aux cathéters.

Les cathéters imprégnés d'argent, de minocycline/rifampicine et de chlorhexidine/sulfadiazine argentique montrent les meilleurs résultats.

Ces cathéters restent encore peu utilisés en France, mais, après une période de réserve, certaines recommandations américaines les citent pour des indications particulières et pour les adultes uniquement. Ainsi, l'utilisation des cathéters imprégnés d'agents anti-microbiens ; recommandée par le Centers of Disease Control (CDC) [63], reste réservée aux unités où l'incidence des infections liées aux cathéters reste élevée, malgré l'implantation et/ou le renforcement des mesures préventives recommandées [56,75].

En contrepartie, des éléments doivent être surveillé, comme :

- l'émergence possible de micro-organismes résistants,
- l'impact de la présence d'un anti-infectieux sur la sensibilité de l'examen microbiologique,
- le risque de développer une réaction d'hypersensibilité, voir un choc anaphylactique. Des cas de réactions d'hypersensibilité ont été rapportées, notamment au Japon, avec l'utilisation de cathéters imprégnés par de la chlorhexidine et de la sulfadiazine argentique. [89].

Des études de coût-efficacité et coût-utilité seront nécessaires pour définir les conditions d'utilisation et vérifier les bénéfices attendus.

Les recommandations françaises, assez réservées jusqu'ici, évolueront probablement, localement les instances concernées (C.L.I.N., Comité du médicament et des dispositifs médicaux stériles) auront à se prononcer sur l'utilisation de ces nouveaux produits.

3.4.5 Cathéters imprégnés commercialisés

3.4.5.1 Laboratoire VYGON®

La société Vygon® commercialise une gamme de cathéters anti-microbiens : la technologie Expert®. L'élément actif de cette technologie est l'agent anti-microbien AgION®. C'est un composé inorganique d'argent lié ioniquement à une zéolite bio-inerte à base d'aluminosilicate [46].

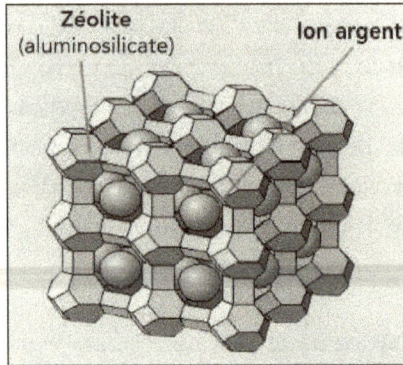

Figure 21 : Structure de la zéolite AgION® [46]

L'argent est libéré de la zéolite par substitution avec les électrolytes présents dans le liquide biologique environnant. Ce processus permet une libération lente et régulière d'ions argent assurant une protection antimicrobienne durable.

L'argent sous forme ionique est le plus actif et le moins toxique des métaux. Son spectre d'action antibactérienne et antifongique est très large et sa toxicité pour l'être humain est très faible. L'argent est oligodynamique ce qui signifie qu'il est actif à très faible concentration, garantissant ainsi aux doses efficaces une très grande sécurité d'utilisation par l'absence d'effets toxiques chez l'homme.

Les ions argent sont intégrés dans le matériau du tube, il ne s'agit pas simplement d'un revêtement de surface. AgION® est incorporé sous forme de poudre au polyuréthane aromatique constitutif des cathéters sans en modifier les performances ou en altérer l'état de surface. Ceci permet donc de fabriquer des cathéters anti-microbiens sans post-traitement ou revêtement.

Les cathéters Expert® libèrent des ions argent de leur surface interne et externe ainsi qu'au niveau des orifices latéraux et de l'extrémité distale assurant ainsi un effet protecteur extra- et endo-luminale du cathéter.

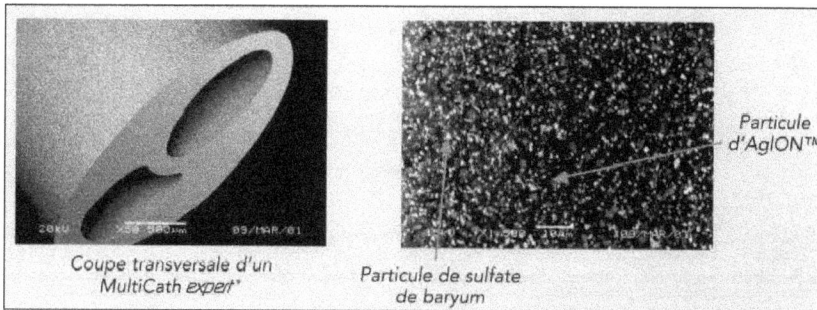

Figure 22 : Multicath Expert® au microscope électronique [46]

Les clichés au microscope électronique d'un cathéter Multicath Expert® démontrent que les particules d'argent sont parfaitement dispersées dans le polyuréthane avec les particules de sulfate de baryum utilisées comme opacifiant.

3.4.5.2 Laboratoire EDWARDS®

Ce laboratoire a mis sur le marché un cathéter anti-microbien, le cathéter Vantex®. Ce cathéter est constitué de l'agent Oligon.

L'agent Oligon utilise l'argent, le carbone et le platine pour diminuer le risque de colonisation bactérienne sur la surface des cathéters, évitant ainsi les réactions allergiques qui pourraient être dues à la chlorhexidine [42].

Cet agent est intégré dans le polymère du cathéter, protégeant à la fois l'intérieur et l'extérieur de celui-ci.

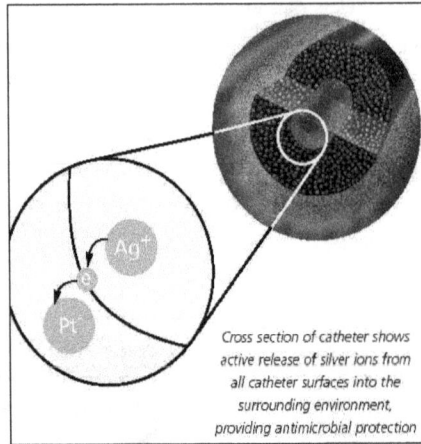

Figure 23 : Section transversale d'un cathéter Vantex® [43]

Le système utilisé est basé sur la iontophorèse oligodynamique. Ce mécanisme consiste en la libération d'électrons de l'atome d'argent. Ces électrons vont venir attaquer le platine pendant que les ions positifs argent vont être relargués des surfaces du cathéter.

Le platine, incorporé dans le cathéter, va donc permettre d'induire la libération des ions argent. Ainsi lorsque l'argent et le platine sont placés au contact (ou immergés) dans un fluide qui est électrolytique (comme une solution saline ou le sang), les poudres métalliques se comportent comme de petites électrodes. Le pôle positif électrochimique du platine attire les électrons de l'argent.

Le carbone, quant à lui, sert d'élément conducteur. Il conduit les électrons vers le platine pendant que les ions argent sont libérés. Pour permettre de garantir une libération stable et durable des ions argent, le carbone est utilisé pour créer un pont conducteur entre l'argent et les particules de platine [43].

Une étude multicentrique, prospective et randomisée, comparant le cathéter Vantex® à un cathéter classique, traité par du chlorure de benzalkonium, a montré que ce cathéter Vantex réduit significativement le taux de colonisation [72].

3.4.5.3 Laboratoire COOK®

Ce laboratoire commercialise une gamme de cathéters (Cook Spectrum®) recouverts sur leurs faces internes et sur leurs faces externes par de la rifampicine et par de la minocycline.

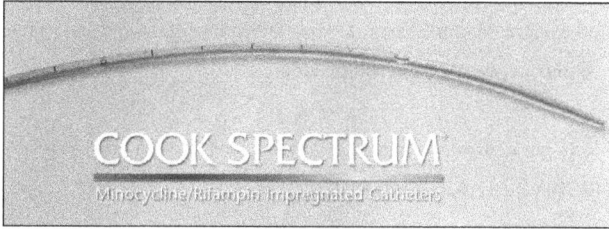

Figure 24 : Présentation de la gamme Cook Spectrum®[41]

L'efficacité de ces cathéters a été démontrée dans plusieurs études [24,52,69].

3.4.5.4 Laboratoire ARROW®

Ce laboratoire commercialise des cathéters imprégnés par de la chlorhexidine et par de la sulfadiazine-argent.

Une première génération de cathéters imprégnés uniquement sur leur face externe, Arrowgard® et Arrowgard® Blue, est apparue.

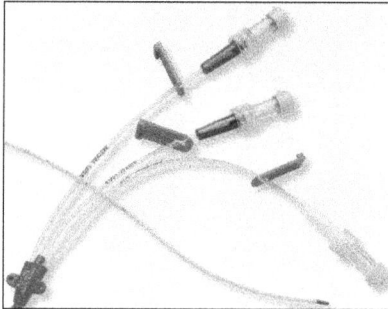

Figure 25 : Cathéter Arrowgard Blue® [40]

Puis, des cathéters imprégnés sur leur face interne et sur leur face externe ont été commercialisés sous le nom de Arrowgard Blue Plus®. Ces cathéters de deuxième génération présentent la particularité d'être trois fois plus concentrés en chlorhexidine sur leur face externe que ne l'étaient les cathéters de première génération. La surface externe est recouverte par de la chlorhexidine combinée avec de la sulfadiazine argentique, tandis que la face interne est uniquement recouverte par de la chlorhexidine.

Ces cathéters ont démontré avoir un effet protecteur dans la prévention de la colonisation bactérienne (9,3% versus 16,3% avec p<0,01) [74].

Ils sont déjà commercialisés dans certains pays, aux Etats-Unis notamment et devraient être disponible en France au cours de l'année 2007.

3.5 Politique de la qualité des soins

3.5.1 Le maintien d'une masse critique de personnel soignant

Le sous-emploi infirmier constituerait un facteur indépendant de risque d'infection liée au cathéter systémique.

3.5.2 La politique générale d'une unité vis-à-vis des cathéters

Cette politique générale comprenant l'information permanente, la réalisation de protocoles de soins simples (acceptés et respectés par tous) est d'une très grande importance.

Le respect des règles d'hygiène, la surveillance et la détection systématique des signes infectieux locaux sont deux éléments de base.

La responsabilité d'une équipe, « IV Team » ou de membres volontaires du personnel soignant, a montré son efficacité dans la réduction du taux d'infections, notamment en nutrition parentérale [38].

3.5.3 La mise en place d'une politique institutionnelle

Des études récentes menées en Suisse, à Genève, en promouvant la désinfection des mains plutôt que le lavage traditionnel des mains au savon antiseptique, ont permis de diminuer le taux d'infections nosocomiales. En effet, l'utilisation de solutions alcooliques à 70° de gluconate de chlorhexidine à 0,5% permet une réduction rapide de la flore, et un temps de séchage court [65].

Le lavage standard des mains avec un savon antiseptique est resté stable, autour de 30%, contrairement à la désinfection des mains à l'aide d'une solution hydro-alcoolique qui avait progressé de 13,6% à 37% (p<0,001) entre la 1ère et la dernière étude (Figure 26).

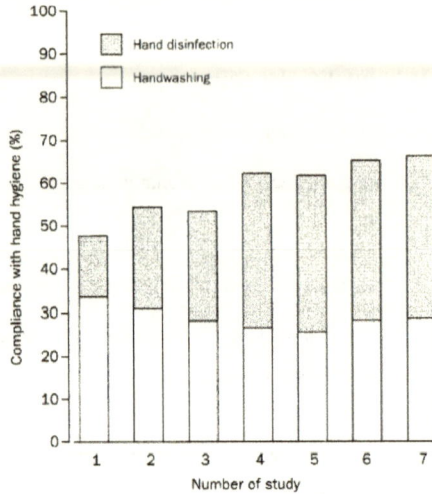

Figure 26 : Compliance de l'hygiène des mains au cours des 7 études consécutives, de 1994 à 1997 [65]

Ce programme a permis une amélioration substantielle de la compliance de l'hygiène des mains, coïncidant avec une diminution des infections nosocomiales et de la transmission des *Staphylococcus aureus* résistants à la méticilline.

L'équipe de Eggimann [27] a développé un programme complet comprenant des directives précises pour la pose de dispositifs intravasculaires (préparation du matériel, barrières stériles à respecter, technique d'insertion), pour leur utilisation (désinfection des mains, manipulations des lignes) et pour les soins apportés à ces dispositifs (type de pansement, fréquence de remplacement…). L'étude prospective a porté sur 3154 patients sur une période de 2 ans. La mise en place de ce programme spécifique a permis de diminuer l'incidence des bactériémies liées aux accès vasculaires de 67% et les infections au point d'insertion cutané du cathéter de 64%.

3.5.4 Amélioration continue de la qualité [2-3]

La volonté de parvenir à une qualité optimale des soins dispensés nécessite que soit régulièrement procédé à leur évaluation. C'est une des missions prioritaires de la Haute Autorité de Santé (HAS).

La procédure de certification pour objectif de s'assurer que les établissements de santé développent une démarche d'amélioration continue de la qualité et de la sécurité des soins délivrés aux patients. La Haute Autorité de Santé est chargée de la mise en œuvre de la certification.

A cet effet, elle établit avec les acteurs du système de santé des référentiels, conçus pour apprécier l'organisation, les procédures et les résultats attendus en termes de gain de santé et de satisfaction du patient.

La certification consiste donc en une auto-évaluation suivie d'une visite réalisée par des professionnels de santé extérieurs à l'établissement et intègre un dispositif de suivi qui vise à engager les professionnels de l'établissement dans une démarche de qualité durable. Dans le nouveau manuel d'accréditation des établissements de santé, publié en 2004, apparaît une partie consacrée à la surveillance, à la prévention et au contrôle du risque infectieux. Ainsi, des protocoles visant à maîtriser le risque infectieux doivent être utilisés, les professionnels doivent bénéficier d'une formation permettant la mise en œuvre du programme de lutte contre le risque infectieux... .

3.6 Synthèse des mesures préventives

Les mesures préventives, d'efficacité probable ou prouvée, permettant de lutter contre les infections liées au cathétérisme veineux central sont regroupées dans le tableau suivant :

Tableau V : Mesures préventives, d'efficacité probable ou prouvée [61]

1. Prévention de la colonisation par voie extra-luminale
• Précautions d'asepsie maximales lors de la pose Désinfection soigneuse du site de pose, grands champs stériles, habillage « chirurgical » de l'opérateur • Site de pose du cathéter Sous-clavier > jugulaire interne ≥ fémoral • Tunnelisation du cathéter Uniquement pour les cathéters jugulaires interne ou fémoraux • Pansements Occlusifs. Pansements transparents semi-perméables. Périodicité de réfection ≥ 5 jours
2. Prévention de la colonisation par voie endo-luminale
• Nombre de lumières : indifférent • Prise en charge des lignes veineuses, rampes et robinets Changement systématique de la ligne principale ; au minimum tous les 3 jours Changement quotidien en cas de nutrition parentérale ou après chaque administration de produit sanguin Déconnexions au niveau de rampes et robinets : lavage antiseptique des mains, infirmières munie de compresses stériles (masques ? gants ?)
3. Autres mesures préventives
• Composition physico-chimique du cathéter Polyuréthanne = élastomères de silicone > P.V.C. Minocycline + rifampicine ≥ chlorhexidine + sulfadiazine argentique > absence d'imprégnation ?
4. Remplacement des cathéters
Uniquement en cas de suspicion d'infection. Pas de changement systématique programmé
5. Politique générale de service
Adhésion de toute l'équipe à une politique de prévention des infections nosocomiales Protocoles de soins diffusés, discutés et réactualisés régulièrement

Légende : Le signe > (ou ≥) signifie que la mesure indiquée à gauche de ce signe a une efficacité préventive qui est supérieure (ou égale) à la mesure qui est indiquée après celui-ci.

CONCLUSION

La prévention des infections liées au cathétérisme veineux central passe obligatoirement par la prise en compte de l'ensemble des mécanismes responsables de leur survenue :

> Limitation de la contamination par voie extra-luminale : prédominante lors de cathétérismes de courte durée

> Limitation de la contamination par voie endo-luminale : plus fréquente lors des cathétérismes prolongés

Les efforts doivent porter sur des mesures d'hygiène simples (hygiène des mains, protocoles de pose, réfection des pansements…). Toute l'équipe doit adhérer à des protocoles de soins qui doivent être écrits, diffusés et réactualisés régulièrement.

Si ces mesures s'avèrent insuffisantes ou difficiles à mettre en œuvre, des techniques plus élaborée (tunnelisation, raccords et/ou cathéters imprégnés) pourraient alors les compléter utilement.

Les pathologies sous-jacentes et la sévérité de la maladie jouent sans doute un rôle dans le risque d'infection d'un cathéter veineux central. La part qui revient au cathéter veineux central ou au patient qui en est porteur est encore incertaine.

Les connaissances grandissantes sur la pathogenèse des infections liées aux cathéters devraient prévenir de mieux en mieux de telles infections. Malgré toutes les précautions mises en œuvre lors de l'utilisation des cathéters veineux centraux, ces derniers restent une source importante d'infections nosocomiales, surtout dans les services de soins intensifs.

BIBLIOGRAPHIE

1. ABBAS J, BODEY GP, HANNA HA, MARDANI M, GIRGAWY E, ABI-SAID D, et al.
Candida krusei fungemia. An escalating serious infection in immunocompromised patients.
Arch Intern Med 2000 ; 160(17) : 2659-64.

2. AGENCE NATIONALE D'ACCREDITATION DES ETABLISSEMENTS DE SANTE.
Manuel d'accréditation des établissements de santé. Deuxième procédure d'accréditation.
Septembre 2004.
[Consulté le 22/11/2006]. Disponible à partir de URL :
http://www.has-sante.fr/portail/upload/docs/application/pdf/manuel__v2__2004.pdf

3. AGENCE NATIONALE D'ACCREDITATION DES ETABLISSEMENTS DE SANTE.
Manuel d'accréditation des établissements de santé. Février 1999.

4. ALEXANDRIDIS MJ, CAZALAA JB, GERARD-CLEMENT M, LOUVILLE Y, SOUS
M, TASSAIN P.
Tout connaître sur les cathétérismes et la perfusion.
Vincennes : Editions Hospitalières ; 1998.

5. ARNAUD Y, DIMITRIU M.
Le manuel de l'utilisateur du matériel médico-chirurgical stérile à usage unique.
Ecouen : Vygon ; 1974.

6. BACH A, DARBY D, BOTTIGER B, BOHRER H, MOTSCH J, MARTIN E.
Retention of the antibiotic teicoplanin on a hydromer-coated central venous catheter to
prevent bacterial colonization in postoperative surgical patients.
Intensive Care Med 1996 ; 22(10) : 1066-9.

7. BACH A, EBERHARDT H, FRICK A, SCHMIDT H, BOTTIGER BW, MARTIN E.
Efficacity of silver-coating central venous catheters in reducing bacterial colonization.
Crit Care Med 1999 ; 27(3) : 515-21.

8. BARBUT F, GUIGUET M, REYNAUD F, MEYNARD JL, FORT MM, CHANDON M,
et al.
Central venous catheters. Prospective surveillance of a hospital [french].
Presse Med 1997 ; 26(14) : 656-62.

9. Le biofilm, voilà l'ennemi !
Hygiène en milieu hospitalier 2001 ; (40) : 16-20.

10. BLOT F.
Diagnostic des infections liées aux cathéters veineux centraux en réanimation.
[Consulté le 15/05/2006]. Disponible à partir de URL :
http://www.srlf.org/actualisation/reactualisation-12-conf/Fblotinfkt.htm

11. BLOT F, NITENBERG G, CHACHATY E, RAYNARD B, GERMANN N, ANTOUN S,
et al.
Diagnosis of catheter-related bacteraemia : a prospective comparison of the time to positivity
of hub-blood versus peripheral blood cultures.
Lancet 1999 ; 354 : 1071-7.

12. BOSWALD M, LUGAUER S, REGENFUS A, BRAUN GG, MARTUS P, GEIS C, et al.
Reduced rates of catheter-associated infection by use of a new silver-impregnated central venous catheter.
Infection 1999 ; 27(Suppl 1) : S56-60.

13. BRUN-BUISSON C, ABROUK F, LEGRAND P, HUET Y, LARABI S, RAPIN M.
Diagnosis of central venous catheter-related sepsis. Critical level of quantitative tip cultures.
Arch Intern Med 1987 ; 147 : 873-7.

14. CAMBIEN Géraldine.
Complications infectieuses des chambres à cathéter implantables : étude rétrospective à propos de 50 cas, revue de la littérature, modalités de prise en charge diagnostiques et thérapeutiques, moyens de prévention.
Thèse 3 cycle : Méd : Reims : 2006 ; 038.

15. CAPDEVILA JA, PLANES AM, PALOMAR M, GASSSER I, ALMIRANTE B, PAHISSA A, et al.
Value of differential quantitative blood cultures in the diagnosis of catheter-related sepsis.
Eur J Clin Microbiol Infect Dis 1992 ; 11 : 403-7.

16. CENTRE DE COORDINATION DE LA LUTTE CONTRE DES INFECTIONS NOSOCOMIALES (CCLIN) DE L'INTERREGION PARIS-NORD.
Le cathétérisme veineux : guide de bonnes pratiques.
C.CLIN Paris-Nord, 2ème édition, Octobre 2001.
[Consulté le 14/03/2006]. Disponible à partir de URL :
http://nosobase.chu-lyon.fr/recommandations/Cathe/KTPN.pdf

17. CENTRE DE COORDINATION DE LUTTE CONTRE DES INFECTIONS NOSOCOMIALES (CCLIN) DE L'INTERREGION SUD-OUEST.
Recommandations pour la réduction du risque infectieux lié aux chambres à cathéter implantables.
C.CLIN Sud-Ouest, 2001.
[Consulté le 14/03/2006]. Disponible à partir de URL :
http://nosobase.chu-lyon.fr/recommandations/Cathe/catheSO.pdf

18. CERCENADO E, ENA J, RODRIGUEZ-CREIXEMS M, ROMERO I, BOUZA E.
A conservative procedure for the diagnosis of catheter-related infections.
Arch Intern Med 1990 ; 150 : 1417-20.

19. CLERI DJ, CORRADO ML, SELIGMAN SJ [abstract].
Quantitative culture of intravenous catheters and other intravascular inserts.
J Infect Dis 1980 ; 141 : 781-6.

20. COLLIGNON PJ, SONI N, PEARSON IY, WOODS WP, MUNRO R, SORRELL TC.
Is semiquantitative culture of central vein catheter tips useful in the diagnosis of catheter-associated bacteremia?
J Clin Microbiol 1986 ; 24 : 532-5.

21. COOPER GL, HOPKINS CC.
Rapid diagnosis of intravascular catheter-associated infection by direct Gram staining of catheter segments.
N Engl J Med 1985 ; 312 : 1142-7.

22. CRUMP JA, COLLIGNON PJ.
Intravascular catheter-associated infections.
Eur J Clin Microbiol Infect Dis 2000 ; 19 : 1-8.

23. DAROUICHE RO.
Anti-infective efficacy of silver-coated medical prostheses.
Clin Infect Dis 1999 ; 29(6) : 1371-7.

24. DAROUICHE RO, RAAD II, HEARD SO, THORNBY JI, WENKER OC, GABRIELLI A, et al.
A comparison of two antimicrobial-impregnated central venous catheters.
N Engl J Med 1999 ; 340(1) : 1-8.

25. DOUARD MC, ARLET G, LONGUET P, TROJE C, ROUVEAU M, PONSCARME D, et al.
Diagnosis of venous access port-related infections.
Clin Infect Dis 1999 ; 29 : 1197-202.

26. EDMOND MB, WALLACE SE, McCLISH DK, PFALLER MA, JONES RN, WENZEL RP.
Nosocomial bloodstream infections in United States hospitals : a three-year analysis.
Clin Infest Dis 1999 ; 29(2) : 239-44.

27. EGGIMANN P, HARBARTH S, CONSTATIN MN, TOUVENEAU S, CHEVROLET JC, PITTET D.
Impact of a prevention strategy targeted at vascular-access care on incidence of infections acquired in intensive care.
Lancet 2000 ; 355(9218) : 1864-8.

28. ELLIOTT T.
Intravascular catheter-related sepsis-novel methods of prevention.
Intensive Care Med 2000 ; 26(suppl 1) : S45-S50.

29. GIL RT, KRUSE JA, THILL-BAHAROZIAN MC, CARLSON RW.
Triple-vs single-lumen central venous catheters. A prospective study in a critically ill population.
Arch Intern Med 1989 ; 149 : 1139-43.

30. GUGGENBICHLER JP, BOSWALD M, LUGAUER S, KRALL T.
A new technology of microdispersed silver in polyurethane induces antimicrobial activity in central venous catheters.
Infection 1999 ; 27(Suppl 1) : S16-23.

31. GUIDET B, NICOLA I, BARAKETT V, GABILLET JM, SNOEY E, PETIT JC, et al.
Skin versus hub cultures to predict colonization and infection of central venous catheter in intensive care patients.
Infection 1994 ; 22 : 43-52.

32. HELDMAN AW, HARTERT TV, RAY SC, DAOUD EG, KOWALSKI TE, POMPILI VJ, et al.
Oral antibiotic treatment of right-sided staphylococcal endocarditis in injection drug users: prospective randomized comparison with parenteral therapy.
Am J Med 1996 ; 101(1) : 68-76.

33. HYGIS N.
Hygiène hospitalière.
Lyon : Presses universitaires de Lyon ; 1998.

34. Infections liées aux cathéters veineux centraux en réanimation.
Actualisation 2002 de la 12e conférence de consensus en réanimation et médecine d'urgence (paris 2004).
[Consulté le 24/04/2006]. Disponible à partir de URL :
http://www.srlf.org/actualisation/reactualisation-12-conf/actualisation-12e-Confere.html

35. JANSSEN B, KRISTINSSON KG, JANSEN S, PETERS G, PULVERER G.
In-vitro efficacy of a central venous catheter complexed with iodine to prevent bacterial colonization.
J Antimicrob Chemother 1992 ; 30(2) : 135-9.

36. JERNIGAN J, FARR BM.
Short-course therapy of catheter-related Staphylococcus aureus bacteremia : a meta-analysis.
Ann Intern Med 1993 ; 119 : 304-311.

37. KAMAL GD, PFALLER MA, REMPE LE, JEBSON PJ.
Reduced intravascular catheter infection by antibiotic bonding. A prospective, randomized, controlled trial.
JAMA 1991 ; 265(18) : 2364-8.

38. KEOHANE PP, JONES BJM, ATTRILL H, CRIBB A, NORTHOVER J, FROST P et al.
Effect of catheter tunneling and a nutrition nurse on catheter sepsis during parenteral nutrition. A controlled trial.
Lancet 1983 ; 2(8364) : 1388-90.

39. KITE P, DOBBINS BM, WILCOX MH, MCMAHON MJ.
Rapid diagnosis of central-venous-catheter-related bloodstream infection without catheter removal.
Lancet 1999 ; 354 : 1504-7.

40. LABORATOIRE ARROW.
Dossier technique Gamme ARROWgard Blue®.
(Document procuré en septembre 2006 par le laboratoire Arrow, B.P 464, 64604 ANGLET Cedex).

41. LABORATOIRE COOK.
Dossier technique Gamme Spectrum®.
(Document procuré en octobre 2006 par le laboratoire Cook, 2 rue du Nouveau Bercy, 94227 CHARENTON Cedex).

42. LABORATOIRE EDWARDS LIFESCIENCES.
Edwards vantex antimicrobial central venous catheter.
[Consulté le 10/10/2006]. Disponible à partir de URL :
http://www.edwards.com/products/centralvenous/vantex.htm

43. LABORATOIRE EDWARDS LIFESCIENCES.
Edwards vantex antimicrobial central venous catheter and bloodstream infection prevention.
[Consulté le 10/10/2006]. Disponible à partir de URL :
http://www.edwards.com/products/centralvenous/vantexinservice.htm?wt.ac=vantex

44. LABORATOIRE HEMOTECH.
Dossier technique Citra-Lock®.
(Document procuré en septembre 2006 par le laboratoire Hemotech, 19 avenue de l'Europe, BP 62270, 31522 RAMONVILLE SAINT AGNE Cedex France).

45. LABORATOIRE THERADIAL.
Dossier technique TauroLock®.
(Document procuré en juillet 2006 par le laboratoire Theradial, 34 rue Jules Verne, 44700 ORVAULT France).

46. LABORATOIRE VYGON.
Dossier technique Multicath® Expert.
(Document procuré en avril 2006 par le laboratoire Vygon, 5 à 11 rue Adeline, 95440 ECOUEN France).

47. LEFRANT JY, BENEZET JF, PANDOLFI JL, ELEDJAM JJ.
Cathétérisme veineux central.
[Consulté le 26/07/2006]. Disponible à partir de URL :
http://www.sfar.org/sfar_actu/ca97/html/ca97_035/97_35.htm

48. MAKI DG, BOTTICELLI JT, LEROY ML, THIELKE TS.
Prospective study of replacing administration sets for intravenous therapy at 48- vs 72 hour intervals. 72 hours is safe and cost-affective.
JAMA 1987 ; 258 : 1777-1781.

49. MAKI DG, RINGER M, ALVARADO CJ.
Prospective randomised trial of povidone-iodine, alcohol, and chlorhexidine for prevention of infection associated with central venous and arterial catheters.
Lancet 1991 ; 338 : 339-43.

50. MAKI DG, STOLZ SM, WHEELER S, MERMEL LA.
Prevention of central venous catheter-related bloodstream infection by use of an antiseptic-impregnated catheter. A randomized, controlled trial.
Ann Intern Med 1997 ; 127(4) : 257-66.

51. MAKI DG, WEISE CE, SARAFIN HW.
A semiquantitative culture method for identifying intravenous-catheter-related infection.
N Engl J Med 1977 ; 296 : 1305-9.

52. MARIK PE, ABRAHAM G, CAREAU P, VARON J, FROMM RE.
The ex vivo antimicrobial activity and colonization rate of two antimicrobial-bonded central venous catheters.
Crit Care Med 1999 ; 27(6) : 1128-31.

53. MARIN MG, LEE JC, SKURNICK JH.
Prevention of nosocomial bloodstream infections: effectiveness of antimicrobial-impregnated and heparin-bonded central venous catheters.
Crit Care Med 2000 ; 28(9) : 3332-8.

54. MARTIN C, GOUIN F.
Infections et antibiothérapie en réanimation aux urgences et en chirurgie, 2ème édition.
Rueil-Malmaison : Arnette ; 2000 : p655-672.

55. MATIEU LM, DE DOOY JJ, LENAERTS AE, LEVEN MM, DE MUYNCK AO.
Catheter manipulations and the risk of catheter-associated bloodstream infection in neonatal intensive care unit patients.
J Hosp Infect 2001 ; 48 : 20-6.

56. MERMEL LA.
Prevention of intravascular catheter-related infections.
Ann Intern Med 2000 ; 132 : 391-402.

57. MERRER J, DE JONGHE B, GOLLIOT F, LEFRANT JY, RAFFY B, BARRE E et al.
Complications of femoral and subclavian venous catheterization in critically ill patients : a randomized controlled trial.
JAMA 2001 ; 286(6) : 700-7.

58. MINISTERE DE L'EMPLOI ET DE LA SOLIDARITE, SECRETARIAT D'ETAT A LA SANTE ET A L'ACTION SOCIALE, COMITE TECHNIQUE NATIONALE DES INFECTIONS NOSOCOMIALES.
100 recommandations pour la surveillance et la prévention des infections nosocomiales.
2ème édition, 1999.
[Consulté le 11/08/2006]. Disponible à partir de URL :
http://www.sante.gouv.fr/htm/pointsur/nosoco/guide/txt03.html

59. MOSCA R, CURTAS S, FORBES B, MEGUID MM.
The benefits of isolator cultures in the management of suspected catheter sepsis.
Surgery 1987 ; 102 : 718-23.

60. MOYER MA, EDWARDS LD, FARLEY L.
Comparative culture methods on 101 intravenous catheters. Routine, semiquantitative, and blood cultures.
Arch Intern Med 1983 ; 143 : 66-9.

61. NITENBERG G.
Les cathéters imprégnés d'agents anti-infectieux : intérêts et limites.
[Consulté le 24/04/2006]. Disponible à partir de URL :
http://www.srlf.org/actualisation/reactualisation-12-conf/Gnitenberginfkt.htm

62. NITENBERG G, LECLERCQ B, ANTOUN S, ESCUDIER B, ANDREMONT A.
Infections à staphylocoques coagulase-négatifs liées aux cathétérismes veineux.
Med Mal Infect 1990 ; hors série Mars 20 : 62-72.

63. O'GRADY NP, ALEXANDER M, DELLINGER EP, GERBERDING JL, HEARD SO,
MAKI GD et al.
Guidelines for the prevention of intravascular catheter-related infections.
The Centers for Disease Control 2002; Vol 51 No. RR-10
[Consulté le 14/03/2006]. Disponible à partir de URL :
http://nosobase.chu-lyon.fr/recommandations/Cathe/cdccathe.pdf

64. PEMBERTON LB, ROSS V, CUDDY P, KREMER H, FESSLER T, McGURK E.
No difference in catheter sepsis between standard and antiseptic central venous catheters. A
prospective randomized trial.
Arch Surg 1996 ; 131(9) : 986-9.

65. PITTET D, HUGONNET S, HARBARTH S, MOUROUGA P, SAUVAN V,
TOUVENEAU S et al.
Effectiveness of a hospital-wide programme to improve compliance with hand hygiene.
Infection Control Programme.
Lancet 2000 ; 356(9238) : 1307-12.

66. PROSTAIRE E.
Les matières plastiques à usage pharmaceutique. Propriétés générales et biotechniques. 2ème
ed.
Paris : Editions Médicales Internationales ; 1991.

67. RAAD I.
Intravascular-catheter-related infections.
Lancet 1998 ; 351 : 893-8.

68. RAAD I, COSTERTON W, SABHARWAL U, SACILOWSKI M, ANAISSIE E,
BODEY GP.
Ultrastructural analysis of indwelling vascular catheters: a quantitative relationship between
luminal colonization and duration of placement.
J Infect Dis 1993 ; 168 : 400-7.

69. RAAD I, DAROUICHE R, DUPUIS J, ABI-SAID D, GABRIELLI A, HACHEM R et al.
Central venous catheters coated with minocycline and rifampin for the prevention of catheter-
related colonization and bloodstream infections. A randomized, double-blind trial.
Ann Intern Med 1997 ; 127 : 267-274.

70. RAAD I, DAROUICHE R, HACHEM R, MANSOURI M, BODEY GP.
The broad-spectrum activity and efficacy of catheters coated with minocycline and rifampin.
J Infect Dis 1996 ; 173(2) : 418-24.

71. RANDOLPH AG, COOK DJ, GONZALES CA, BRUN-BUISSON C.
Tunneling short-term central venous catheters to prevent catheter-related infection: a meta-analysis of randomized, controlled trials.
Crit Care Med 1998 ; 26(8) : 1452-7.

72. RANUCCI M.
Impact of oligon central venous catheters on catheter colonization and catheter-related bloodstream infection.
Crit Care Med 2003 ; 31(1) : 52-59.

73. REACAT.
Réseau de surveillance des infections liées aux cathéters veineux centraux dans les services de réanimation adulte.
REACAT 2000.
[Consulté le 09/09/2006]. Disponible à partir de URL :
http://www.cclinparisnord.org/REACAT/REACAT2000/Reacat00_RapportFinal.pdf

74. RUPP ME, LISCO SJ, LIPSETT PA, PERL TM, KEATING K, CIVETTA JM et al.
Effect of a second-generation venous catheter impregnated with chlorhexidine and silver sulfadiazine on central catheter-related infections.
Ann Intern Med 2005 ; 143 : 570-580.

75. RUSSELL LM, WEINSTEIN RA.
Antimicrobial-coated central venous catheters-icing on the cake or the staff of life [editorial].
Crit Care Med 1998 ; 26(2) : 195-6.

76. SCHERERTZ RJ, ELY EW, WESTBROOK DM, GLEDHILL KS, STREED SA, KIGER B et al.
Education of physicians-in-training can decrease the risk for vascular catheter infection.
Ann Intern Med 2000 ; 132(8) : 641-8.

77. SCHIERHOLZ JM, BACH A, FLECK C, BEUTH J, KONIG D, PULVERER G.
Measurement of ultrasonic-induced chlorhexidine liberation: correlation of the activity of chorhexidine-silver-sulfadiazine-impregnated catheters to agar roll technique and broth culture.
J Hosp Infect 2000 ; 44(2) : 141-5.

78. SCHMITT SK, KNAPP C, HALL GS, LONGWORTH DL, McMAHON JT, WASHINGTON JA.
Impact of chlorhexidine-silver sulfadiazine-impregnated central venous catheters on in vitro quantitation of catheter-associated bacteria.
J Clin Microbiol 1996 ; 34(3) : 508-11.

79. SHAH CB, MITTELMAN MW, COSTERTON JW, PARENTEAU S, PELAK M, ARSENAULT R et al.
Antimicrobial activity of a novel catheter lock solution.
Antimicrob Agents Chemother. 2002 ; 46(6) : 1674-1679.

80. SHERERTZ RJ, RAAD II, BELANI A, KOO LC, RAND KH, PICKETT DL, et al.
Three-year experience with sonicated vascular catheter cultures in a clinical microbiology laboratory.
J Clin Microbiol 1990 ; 28 : 76-82.

81. SOIFER NE, BORZAK S, EDLIN BR, WEINSTEIN RA.
Prevention of peripheral venous catheter complications with an intravenous therapy team: a randomized controlled trial.
Arch Intern Med 1998 ; 158(5) : 473-7.

82. TAMBE SM, SAMPATH L, MODAK SM.
In vitro evaluation of the risk of developing bacterial resistance to antiseptics and antibiotics used in medical devices.
J Antimicrob Chemother 2001 ; 47(5) : 589-98.

83. TANGUY M, MALLEDANT Y.
Infections liées aux cathéters veineux centraux.
[Consulté le 10/04/2006]. Disponible à partir de URL :
http://www.sfar.org/sfar_actu/ca01/html/ca01_45/01_45.htm

84. TATTAWASART U, MAILLARD JY, FURR JR, RUSSELL AD.
Development of resistance to chlorhexidine diacetate and cetylpyridinium chloride in Pseudomonas stutzeri and changes in antibiotic susceptibility.
J Hosp Infect 1999 ; 42(3) : 219-29.

85. TIMSIT JF, BRUNEEL F, CHEVAL C, MAMZER MF, GARROUSTE-ORGEAS M, WOLFF M et al.
Use of tunneled femoral catheters to prevent catheter-related infection. A randomized, controlled trial.
Ann Intern Med 1999 ; 130(9) : 729-35.

86. TIMSIT JF, SEBILLE V, FARKAS JC, MISSET B, MARTIN JB, CHEVRET S et al.
Effect of subcutaneous tunneling on internal jugular catheter-related sepsis in critically ill patients: a prospective randomized multicenter study.
JAMA 1996 ; 276(17) : 1416-20.

87. VAN GRAFHORST JP, FOUDRAINE NA, NOOTEBOOM F, CROMBACH WHJ, OLDENHOF NJJ, VAN DOORNE H.
Unexpected high risk of contamination with staphylococci species attributable to standard preparation of syringes for continuous intravenous drug administration in a simulation model in intensive care units.
Crit Care Med 2002 ; 30(4) : 833-836.

88. VEENSTRA DL, SAINT S, SAHA S, LUMLEY T, SULLIVAN SD.
Efficacity of antiseptic-impregnated central venous catheter in preventing catheter-related bloodstream infection : a meta-analysis.
JAMA 1999 ; 281(3) : 261-7.

89. VEENSTRA DL, SAINT S, SULLIVAN SD.
Cost-effectiveness of antiseptic-impregnated central venous catheters for the prevention of catheter-related bloodstream infection.
JAMA 1999 ; 282(6) : 554-60.

90. WIDMER AF, FREI R, RAJACIC Z, ZIMMERLI W.
Correlation between in vivo and in vitro efficacy of antimicrobial agents against foreign body infections.
J Infect Dis 1990 ; 162(1) : 96-102.

91. WIKIPEDIA
Le polyéthylène.
[Consulté le 09/10/2006]. Disponible à partir de URL :
http://fr.wikipedia.org/wiki/Image:Polyethylene-3D-vdW.png

92. YORGANCY K, KREPEL C, WEIGELT JA, EDMISTON CE.
Activity of antibacterial impregnated central venous catheters against Klebsiella pneumoniae.
Intensive Care Med 2002 ; 28(4) : 438-42.

93. YORGANCY K, KREPEL C, WEIGELT JA, EDMISTON CE.
In vitro evaluation of the antibacterial activity of three different central venous catheters against gram-positive bacteria.
Eur J Clin Microbiol Infect Dis 2002 ; 21(5) : 379-4 [abstract].

TABLE DES ILLUSTRATIONS

89

LISTE DES TABLEAUX

LISTE DES FIGURES

TABLE DES MATIERES

94

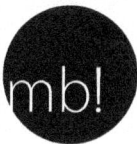

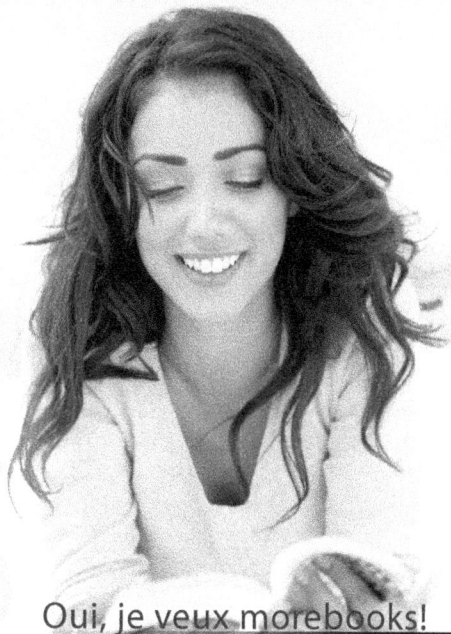